Henry Rygiel

Wie gefährlich ist das Smartphone für Kinder?

Über den Einfluss der Smartphone-Nutzung auf die kindliche Gesundheit

Bibliografische Information der Deutschen Nationalbibliothek:

Die Deutsche Nationalbibliothek verzeichnet diese Publikation in der Deutschen Nationalbibliografie; detaillierte bibliografische Daten sind im Internet über http://dnb.d-nb.de abrufbar.

Impressum:

Copyright © Science Factory 2019

Ein Imprint der Open Publishing GmbH, München

Druck und Bindung: Books on Demand GmbH, Norderstedt, Germany

Covergestaltung: Open Publishing GmbH

Inhaltsverzeichnis

Zusammenfassung V

Abstract VI

Abkürzungsverzeichnis VII

Abbildungsverzeichnis VIII

Tabellenverzeichnis IX

1 Einleitung 1
    1.1 Entstehungszusammenhang, persönliche Motivation 2
    1.2 Kurzeinblick Medien 4
    1.3 Historie Smartphone 6
    1.4 Problemstellung 7

2 Fragestellungen und Hypothesenbildung 10
    2.1 Mediennutzung 10
    2.2 Gefährdungspotential 10
    2.3 Soziodemografie 10
    2.4 Sonstiges 11
    2.5 Hypothesenbildung 11

3 Forschungsstand 12
    3.1 Studienlage 13

4 Nationale Studien 14
    4.1 2014 – miniKIM - Studie 14
    4.2 2015 – Digitale Milieu-Studie DIVSI - U9 18
    4.3 2016 – FIM - Studie 24
    4.4 2017 – BLIKK - Studie 30
    4.5 Fazit der nationalen Studien 35

5 Internationale Studien 38

5.1 Patterns of mobile device use by care-givers and children during meals in fast food restaurants 38

5.2 Maternal mobile device use during a structured parent-child interaction task 39

5.3 Exposure and Use of Mobile Media Devices by Young Children 40

5.4 Influence of smartphone addiction proneness of young children on problematic behaviors and emotional intelligence: Mediating self-assessment effects of parents using smartphones 41

5.5 Parent Perspectives on Their Mobile Technology Use: The Excitement and Exhaustion of Parenting While Connected 42

5.6 Mothers' views of their preschool child's screen-viewing behavior: a qualitative study 42

5.7 The Relation Between Use of Mobile Electronic Devices and Bedtime Resistance, Sleep Duration, and Daytime Sleepiness Among Preschoolers 43

5.8 Touchscreen generation: children's current media use, parental supervision methods and attitudes towards contemporary media 44

5.9 Parent Perceptions of Mobile Device Use Among Preschool-Aged Children in Rural Head Start Centers 44

5.10 Electronic Media Exposure and Use among Toddlers 45

5.11 Children's Environmental Health in the Digital Era: Understanding Early Screen Exposure as a Preventable Risk Factor for Obesity and Sleep Disorders. 45

5.12 Fazit der internationalen Studien 46

6 Tabellarische Gegenüberstellung der Studien 47

7 Hypothesenabgleich 51

8 Ergebnisse im Hinblick auf präventive Leistungen und Maßnahmen 52

9 Fazit 53

9.1 Diskussion 54

9.2 Ausblick 56

Literaturverzeichnis 57

Zusammenfassung

Bei Kindern im Vorschulalter sind Smartphones im täglichen Gebrauch angekommen. Diese Arbeit zeigt die Ergebnisse von 15 aktuellen nationalen und internationalen Studien zu Medien-Nutzung und Smartphone-Gebrauch und deren Auswirkungen auf Kinder. Dabei stehen das

Nutzungsverhalten und mögliche gesundheitliche Auswirkungen und Folgen für Kinder im Vordergrund dieser Bachelorarbeit. Die Ergebnisse zeigen sowohl national als auch internatio-nal, dass das Smartphone in Familien und bei Kindern als unverzichtbares Medium im Alltag seinen Platz gefunden hat. Dabei nimmt die Nutzung der Geräte bereits vor dem dritten Le-bensjahr zu. Gerade das Nutzungsverhalten der Eltern hat den größten Einfluss auf mögliche Entwicklungsstörungen der Kinder. Die Querschnittsstudien zeigen dabei, dass gesundheitliche Auswirkungen wie Sprach- und Verhaltensstörungen, sowie Suchtverhalten und Hyperaktivität, aber auch ein sich verändertes Freizeit- und Kommunikationsverhalten, die Folgen sein kön-nen.

Abstract

For preschoolers, smartphones have arrived in daily use. This paper shows the results of 15 recent national and international studies on media use and smartphone use and its impact on the child. The use behavior and possible health effects and consequences for the child are in the foreground of this work. The results show both nationally and internationally that the smartphone has found its place in families and children as an indispensable tool in everyday life. The use of the devices increases even before the age of three. Especially the usage behavior of the parents has the greatest influence on a possible developmental disorder of the children. The cross-sectional studies show that health effects, such as language and behavioral disorders, as well as addictive behavior and hyperactivity but also a changed leisure and communication be-havior, are the consequences.

Abkürzungsverzeichnis

APP	Anwendungssoftware (application software)
BZgA	Bundeszentrale für gesundheitliche Aufklärung
BMI	Body Mass Index
CAPI	Computer Assisted Personal Interview
CEO	Chief Executive Officer
DSM-5	Diagnostic and Statistical Manual of Mental Disorders – 5th Edition
FIM	Familie, Interaktion & Medien
IoT	Internet of Things
JIM	Jugend, Information, Medien
KIM	Kindheit, Interaktion, Medien
WHO	World Health Organization

Abbildungsverzeichnis

Abbildung 1: Geräteausstattung im Haushalt 2014 4

Abbildung 2: Aktivitäten im Alltag 2014 15

Abbildung 3: Liebste Aktivitäten 2014 16

Abbildung 4: DIVSI Internet-Milieus: Gesamtbevölkerung 19

Abbildung 5: DIVSI-Internet Milieus: Eltern U9 20

Abbildung 6: Altersentwicklung der Gerätenutzung von Kindern 21

Abbildung 7: Nutzungsintensität in Abhängigkeit von der Bildung 22

Abbildung 8: Kommunikationswege 26

Abbildung 9: Medienausstattung im Haushalt 27

Abbildung 10: Medientätigkeit der Vorschulkinder 28

Abbildung 11: Einschätzung der Mediennutzungskompetenz 29

Tabellenverzeichnis

Tabelle 1: Summierte Nutzung von Smartphone und Fernseher 31

Tabelle 2: Diagnostizierte Sprachentwicklungsstörungen und Nutzung elektronischer Medien 33

Tabelle 3: Tabellarische Darstellung der Studienergebnisse 49

x

1 Einleitung

In dieser Bachelorarbeit sollen die aktuellen Studienlagen zum Thema Smartphone-Nutzung im Kindesalter analysiert und herausgearbeitet werden. Inwieweit bewerten aktuelle Studien die Gefährdung von Kleinkindern und Kindern im Kita- und Vorschulalter. Hierbei soll insbesondere die Medien-Nutzung von Smartphones von Kindern und Eltern und deren Einfluss auf die Entwicklung der Kinder betrachtet werden.

Die digitale Welt schreitet immer weiter voran und erhält immer mehr Einzug in fast alle Lebensbereiche des Menschen. Wurden die digitalen Errungenschaften anfangs belächelt und als Randthema technikversierter Menschen abgestempelt, sollte spätestens nach dem Erscheinen der ersten mobilen Geräte mit Internetanbindung klar geworden sein, dass ein neuer gesellschaftlicher Wandel entstanden ist. Es gibt nur noch wenige Lebensbereiche die nicht von der digitalen Welt durchzogen sind. Zukünftige Entwicklungen zeigen, dass selbst analoge Dinge, wie Alltagsgegenstände, Geräte und Maschinen, im *Internet of Things* (IoT) miteinander vernetzt werden. Einige Wissenschaftler sprechen bereits von der Entwicklung des Menschen vom Homo sapiens zum „Homo Digitalis" und beschreiben damit die mögliche zukünftige Symbiose des Menschen mit der digitalen Technik (Montag, 2018).

Der Einfluss auf die Gesundheit der Menschen scheint noch ein Randthema wissenschaftlicher Untersuchungen zu sein. Gibt doch bereits das Jugendwort des Jahres 2015, „Smombie", einen Anhaltspunkt für eine mögliche Gesundheitsgefährdung. Der Begriff, eine Verschmelzung von „Smartphone" und „Zombie", zeigt, dass Jugendliche selbstreflektiert eine Bezeichnung für einen Smartphone-Besitzer gefunden haben, der durch intensive Smartphone-Nutzung so abgelenkt ist, dass er seine Umwelt nicht mehr wahrnimmt. Die ersten „Smombie-Ampeln", Bodenampeln im Straßenverkehr, wurden bereits in Augsburg und weiteren Städten zum Schutz der Fußgänger vor Straßenbahnen an Bahnübergängen und Haltestellen eingeführt (Tost, 2016). Auch das Unfallrisiko durch Smartphone-Nutzung am Steuer wurde durch den Gesetzgeber erkannt, und im Bußgeldkatalog aufgenommen (gomobile media GmbH, 2018). Dieser kleine Einblick in den Alltag zeigt, dass die ersten direkten Risiken und Gefahren im Umgang mit Smartphones bekannt sind. Doch welche weiteren Einflüsse auf die Gesundheit können wissenschaftlich betrachtet ergründet werden?

Lag das Hauptaugenmerk bis vor einigen Jahren in Bezug auf die Mediennutzung noch auf dem Fernsehen, so ist der Einfluss des Smartphones noch weitgehend unbekannt. Das Zusammentreffen der Lebenswelt eines Kindes mit der digitalen Welt beginnt immer frühzeitiger. Der gesellschaftliche Wandel bringt eine vollständige Erreichbarkeit rund um die Uhr mit sich. Das Internet ist nicht mehr stationär an ein Gerät gebunden, sondern kann überall mitgenommen werden. Die Forderung nach digitaler Entsagung von Kleinkindern scheint unmöglich: „Das Internet erlangt schon bei kleinen Kindern eine relevante Alltagsbedeutung. Bereits die Kleinsten sind gelegentlich online; die Internetnutzung intensiviert sich fortan rasch." (Deutsches Institut für Vertrauen und Sicherheit im Internet, 2015, S. 16). Das Bundesministerium für Gesundheit (2017, S. 1) gibt zu bedenken: „Diese Präsenz führt dazu, dass Kinder vom ersten Lebenstag an von elektronischen Medien umgeben sind".

„Gesund aufwachsen" ist ein nationales Gesundheitsziel des Bundesministeriums für Gesundheit (2017). Die Gesundheitsförderung und Prävention im Kindesalter wird immer wichtiger, da hier die Weichen für das Leben gestellt werden. Daher gilt es frühzeitige Einflüsse, die auf die Kinder und deren Entwicklung einströmen, im Auge zu behalten. Die drei Kernbereiche dieses Gesundheitsziels sind: Lebenskompetenz, Bewegung und Ernährung. Ein detaillierter Blick in diese Ziele beschreibt zudem die „Reduktion von Belastungen/ belastenden Einflüssen für Kinder, Jugendliche und Familien" (Gesellschaft für Versicherungswissenschaft und -gestaltung e. V., 2010).

Diese Bachelorarbeit wird den Fokus der Analyse auf Smartphone-Nutzung legen, die Auswirkungen auf die Entwicklung von Kindern insbesondere in der Altersdifferenzierung von 0 bis 6 Jahren untersuchen und eine Gefährdungseinschätzung anhand der aktuellen nationalen und internationalen Studienlage vornehmen, inwieweit bereits Effekte auf die Gesundheit von Kindern festzustellen sind.

1.1 Entstehungszusammenhang, persönliche Motivation

Im Mai 2017 veröffentliche die Drogenbeauftrage der Bundesregierung die ersten Ergebnisse des Projektes „BLIKK-Medien" (Bewältigung, Lernverhalten, Intelligenz, Kompetenz und Kommunikation), eine in Auftrag gegebene Studie zum Umgang mit digitalen Medien in Familien und den möglichen Auswirkungen auf die Entwicklung der Kinder (Bundesministerium für Gesundheit, 2017). Sensibilisiert durch die Geburt meiner Tochter im Februar 2017 und den darauffolgenden eigenen Erfahrungen im Umgang mit digitalen Medien in Anwesenheit meiner Tochter, aber auch im generellen Umgang mit digitalen Technologien, las ich den Studien-Kurzbericht. Es stellten sich schnell Fragen möglicher gesundheitlicher Beeinflussung und Gefahren, die auf meine Tochter, aber auch auf die eigene Person einwirken könnten und wie diese zu verhindern sind. Das Zusammenspiel von elterlichen Führsorgepflichten und von Konsum und Nutzung von Inhalten auf dem Smartphone sind im Alltag unübersehbar. Gerade auf Spielplätzen wird deutlich, dass selbst Kleinkinder in den Einflussbereich von Smartphones gelangen, wenn die Eltern, Großeltern, aber auch Betreuer von Kindertagesstätten, ihr Smartphone nutzen und die Aufmerksamkeit zeitweise von den Kindern ablenken. Der eigene Reflex, das Smartphone selbst in unangemessenen Situationen aus der Hosentasche zu ziehen, scheint bereits automatisiert abzulaufen. Es stellt sich hierbei die Frage, inwieweit dies bereits als Suchtverhalten einzustufen ist. Aber auch grundlegende Fragestellungen stellen eine persönliche Motivation zum Untersuchungsgegenstand dar. Wie gehe ich selbst mit dem Thema um, was ist der richtige Weg und welche Gefahren sind im Umgang mit digitalen Medien und Kindern vorhanden?

Der Erfolg von Smartphones lässt sich allein an den steigenden Nutzerzahlen feststellen. Der Bundesverband Informationswirtschaft, Telekommunikation und neue Medien e.V. - BitKom schätzt aufgrund einer eigenen Umfrage vom Februar 2017 die Smartphone-Nutzerzahl auf rund 57 Millionen Deutsche (Ametsreiter, 2017). Dies entspricht rund 78% der Bundesbürger, die regelmäßig ein Smartphone nutzen. Im Vergleich 2013 waren es noch 41%. Aktuelle Studiendaten zeigen, dass in deutschen Familien eine hundertprozentige Abdeckung von Handy oder Smartphone besteht. „Praktisch alle Haushalte mit Kindern zwischen drei und 19 Jahren verfügen über mindestens ein Mobiltelefon (konventionelles Handy oder Smartphone), einen Internetzugang, einen Fernseher und ein Radiogerät" (Feierabend, Plankenhorn, & Rathgeb, 2017, S. 50).

Die Zahlen verdeutlichen noch einmal die gesellschaftliche, aber auch gesundheitliche Relevanz des Themas. Es stellt sich schnell die Frage, ob gesundheitliche Risiken durch die Verwendung von Smartphones zu erwarten sind und ob mögliche Folgen bereits wissenschaftlich erforscht wurden. Welche Effekte sind durch die Nutzung von Smartphones auf die Physiologie von Kindern zu erwarten. Bestehen Auswirkungen auf psychologische Prozesse und verändert die Smartphone-Nutzung die sozialen und kommunikativen Fähigkeiten des Menschen. Und vor allem: Welche dieser Effekte wirkt sich störend auf die gesunde Entwicklung von Kindern im Kleinkind und Vorschulalter aus? Ab wann kann von einem „zu viel" von digitalen Medien gesprochen werden? Die Drogenbeauftrage der Bundesregierung veröffentlichte im Juli 2017 den aktuellen Drogen- und Suchtbericht der Bundesregierung, hier wurde auch das Thema Computerspiel- und Internetsucht unten den Jugendlichen als steigend angegeben (Bundesministerium für Gesundheit, 2017).

1.2 Kurzeinblick Medien

Die Analyse von Mediennutzung im Kindesalter setzt Kenntnisse über vorhandene Medien voraus, die von Kindern täglich benutzt und konsumiert werden. Wenn im Allgemeinen von „Medien" gesprochen wird, ist hierbei keine klare Abgrenzung zu einem bestimmten Medium vorhanden. So fallen auch Bücher, Fotos und Zeitschriften unter den allgemeinen Medienbegriff. Grundsätzlich können aber analoge und digitale Medien unterschieden werden. Insbesondere das Fernsehen hat in den letzten Jahren einen technologischen Wandel erlebt: vom analogen Fernsehsignal zum digitalen Fernsehen und Fernsehgeräten mit unterschiedlichsten Funktionen und Anwendungen, wie Internetzugang, Speichern von Fernsehsendungen zum zeitversetzten Abspielen. Wenn von Mediennutzung im Kindesalter gesprochen wird, soll an dieser Stelle kurz aufgezeigt werden, welche Medien in deutschen Familienhaushalten, in denen Kinder im Alter von zwei bis fünf Jahren aufwachsen, vorhanden sind. Die Daten der Studie miniKIM aus dem Jahre 2014 des Medienpädagogischen Forschungsverbunds Südwest (Feirabend, Plankenhorn, & Rathgeb, 2015, S. 5) zeigen die prozentuale Verteilung vorhandener Gerätetypen.

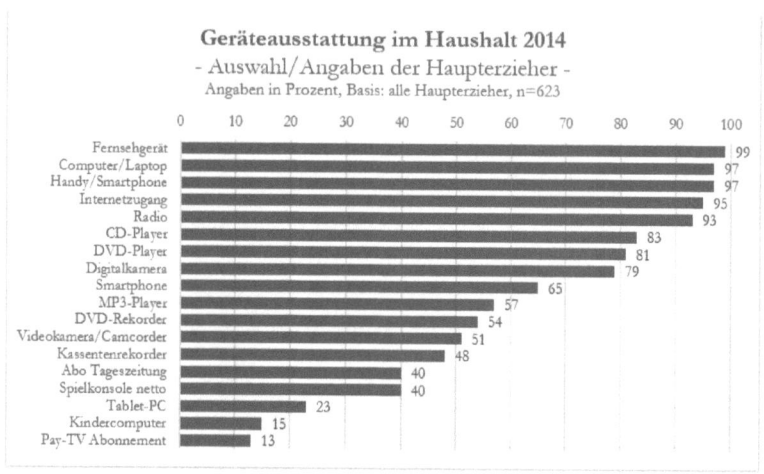

Abbildung 1: Geräteausstattung im Haushalt 2014
(Feierabend, Plankenhorn, & Rathgeb, 2015, S. 5)

Bereits in dieser Studie wird der Stellenwert des Mediums Fernsehen deutlich. Eine hohe Bedeutung haben insbesondere Bildschirmmedien, die vor allem audio-visuelle Inhalte bereitstellen und zusätzlich den Zugang zum Internet ermöglichen.

„Der Fernseher ist häufig – (Empfangs)technisch gesehen – auch digital. Nicht nur internetfähige Smart-TVs, sondern auch „terrestrisches Fernsehen" (DVB-T) sind digital arbeitende Technologien. Da Fernseher allerdings häufig „analog" verwendet werden, das heißt nicht ans Internet angeschlossen sind, auch wenn dies technisch möglich wäre, sondern nur zum Schauen des linearen Programms der TV-Sender genutzt wird, fällt das Fernsehen nicht in den Bereich digitaler Medien. Dennoch wird in ausgewählten Zusammenhängen auch das Fernsehen – aufgrund seiner ausgeprägten Bedeutung in der Medienlandschaft von Kindern – in die Betrachtung einbezogen" (Deutsches Institut für Vertrauen und Sicherheit im Internet, 2015, S. 12).

Die Fernsehnutzung ist im Jahre 2014 bereits im Alter von 4 bis 5 Jahren als dritthäufigste Freizeitbeschäftigung angegeben. Neben dem „Drinnen Spielen" und „Draußen spielen" scheint der Fernsehkonsum bereits in jungen Jahren sehr ausgeprägt zu sein (Feirabend, Plankenhorn, & Rathgeb, 2015). Das Smartphone verbindet die Elemente in Form des Bildschirms, des Internets, der Steuerung des Gerätes über den Bildschirm und der ortsunabhängigen Verfügbarkeit durch die gegebene Mobilität des Hosentaschenformates. Im Hinblick auf die Verbreitungsdynamik, die Mobilitätsmöglichkeiten und die Internetverfügbarkeit sollte ein Transfer des Mediums Fernsehen hin zum Smartphone und die damit einhergehenden Auswirkungen betrachtet werden.

Ein weiterer Aspekt soll an dieser Stelle ebenfalls erwähnt werden: Viele Studien aus der Vergangenheit betrachten das Medium des mobilen Telefons (umgangssprachlich mit „Handy" bezeichnet) und des Smartphones nicht getrennt voneinander. Hauptunterschied ist vor allem die Internetfähigkeit und der hochauflösende Bildschirm des Smartphones.

Die Mediennutzungsdaten werden im Kapitel 3.1 noch einmal intensiv betrachtet. Vorläufig sei hier erwähnt, dass die „größte Veränderungsdynamik im Vergleich zur ersten Erhebung der miniKIM Studie aus dem Jahr 2012 beim Thema Smartphone (+17%) und Tablet-PC (+8%) in der Ausstattungsrate der Haushalte deutlich wird" (Feirabend, Plankenhorn, & Rathgeb, 2015, S. 5).

Die Veränderungsdynamik zum Medium Smartphone in den Folgejahren zeigt, welche Präsenz und welchen Stellenwert die Smartphone-Nutzung in der Bevölkerung eingenommen hat. Aus der BLIKK-Studie des Jahres 2017 kann entnommen werden, dass „das Smartphone im Verhältnis zu den anderen Medien im Alltag der Befragten heute ‚nicht mehr weg zu denken' ist" (Bundesministerium für Gesundheit, 2017, S. 35).

Die Prognosen für die kommenden Jahre zeigen eine leichte Stagnierung der Verbreitung. Dies kann als Folge von Marktsättigung gedeutet werden. Weltweit besitzen laut Zenith Mobile Advertising Forecast rund 66% der Menschen ein Smartphone. 2017 waren es 63%, 2016 rund 58%. In Deutschland besitzen laut aktuellen Schätzungen rund 81% ein Smartphone. Weltweit führend bei der Verbreitung ist der westeuropäische Raum und vor allem Asien-Pazifik. Führend ist Taiwan mit 93% Smartphone-Verbreitung. Das Land mit der aktuell höchsten Anzahl an Smartphone-Nutzern wird 2018 China mit rund 1,3 Milliarden Nutzern sein (Schobelt, 2017).

1.3 Historie Smartphone

Die Omnipräsenz des Smartphones basiert auf einer erst jungen Erfolgsgeschichte. Sie begann vor rund zehn Jahren am 9. Januar 2007 in San Francisco in den USA. Das Datum kann ohne Weiteres als ein Höhepunkt der digitalen Revolution gezählt werden. An diesem Tag stellte Steve Jobs, langjähriger CEO von Apple Inc., ein völlig neues Gerät vor:

> "Well today, we're introducing THREE revolutionary new products. The first one is a widescreen iPod with touch controls. The second is a revolutionary new mobile phone. And the third is a breakthrough internet communications device. An iPod, a phone, an internet mobile communicator. An iPod, a phone, an internet mobile communicator.... these are NOT three separate devices! And we are calling it iPhone" (Ryan, 2007).

Diese neue Technologie im Hosentaschenformat, von Kinderhand leicht bedienbar aufgrund einer einfachen und intuitiven Bedienoberfläche, wurde nach zweieinhalbjähriger Entwicklungszeit der Öffentlichkeit vorgestellt. Es verbindet die Funktionen des mobilen Telefonierens des bewährten Konzeptes des „Handy", die Funktionalitäten eines Computers, die Bedienung direkt über den Bildschirm über Touch-Gestik und ermöglicht den Zugang zum Internet ohne Beschränkung in der Funktionalität. Zusätzlich können sogenannte APPs (application software), Programme mit spezifischen Funktionalitäten, installiert werden. Weiterhin ermöglichte Apple Inc. 2008 auch anderen, unternehmensfremden Entwicklern

Programme zu entwickeln und diese im sogenannten App-Store, ein eigener digitaler Marktplatz, für die Öffentlichkeit anzubieten (Quiller Media Inc, 2008).

Der Funktionalität, der Akzeptanz in der Bevölkerung, aber auch einem enormen Marketing, ist es zu verdanken, dass der Erfolg des Smartphones bis heute anhält. Zusätzlich sei erwähnt, dass ein Jahr später die ersten Konkurrenzmodelle auf den Markt kamen. Hierunter Unternehmen wie Google und Samsung. Der Erfolg des Smartphones lässt sich durch die weltweite Nutzerzahl am deutlichsten betonen. Aktuelle Schätzungen gehen von über 2 Milliarden Nutzern weltweit aus (Statista GmbH, 2017). Diese Anzahl stützt die Verankerung des Smartphones in der Gesellschaft. Wobei sich die Verbreitung der Geräte auf die gesamte Gesellschaftsstruktur verteilt und nicht auf einzelne Zielgruppen und sozialen Schichten beschränkt ist.

Steve Jobs selbst ließ allerdings seine Kinder nicht an den Geräten teilhaben, wie ein veröffentlichtes Interview mit ihm zeigt: „They haven't used it. We limit how much technology our kids use at home" (Doug, 2016).

1.4 Problemstellung

Im Alltagsleben von Familien gehören Medien, und vor allem digitale Medien, wie selbstverständlich dazu. Fernseher, Computer, Spielekonsolen, aber auch mobile ortsunabhängige Geräte, wie das Smartphone, haben Einzug in das Setting „Familie" gefunden. Dabei ist gerade das Kindesalter eine Lebensphase, „in der ein Mensch die gravierendsten anatomischen, physiologischen und Verhaltensentwicklungen durchmacht" (Erhart, Ottová-Jordan, & Ravens-Sieberer, 2014, S. 59).

Weiterhin bilden sich in diesem frühen Lebensabschnitt bereits viele gesundheitsrelevante Einflussfaktoren, die im Lebensverlauf eines Menschen relativ stabil bleiben. Gerade im Rahmen der Sozialisation werden von den Eltern, aber auch anderen Bezugspersonen, grundlegende Verhaltensmuster erworben. Diese erworbenen Muster können sich unter Umständen noch Jahrzehnte später auf die Gesundheit der Betroffenen auswirken. Darunter fallen „Verhaltensmuster bezüglich der Hygiene, der Ernährung, aber auch der physischen Aktivität und Muster im Umgang mit dem eigenen Körper und der eigenen Gesundheit" (Erhart, Ottová-Jordan, & Ravens-Sieberer, 2014).

Aufgrund der hohen Bedeutung des Kindesalters sollen die Auswirkungen eines jederzeit präsenten Mediums, wie dem Smartphone, auf die Gesundheit des Kindes und dessen Rolle für die gesunde Entwicklung im Besonderen evaluiert werden.

Aufgrund der im Kapitel 1.3 aufgezeigten jungen Historie des Smartphones steht die wissenschaftliche Forschung noch am Anfang.

Sind Smartphones eine gesundheitliche Gefahr für Kinder? Dass Smartphones bereits im Alltagsgebrauch als Gefahrenquelle erkannt wurden, kann nicht unerwähnt bleiben. So werden Smartphones und mobile Geräte in Krankenhäusern verboten, die Benutzung bei Start und Landungen von Flugzeugen untersagt, die Nutzung beim Autofahren wegen der Ablenkungsgefahr mit Ordnungsstrafen belegt. Trotz bekannter Gefahren nutzen 55% aller Autofahrer regelmäßig das Handy am Steuer, ein Ergebnis einer Forsa-Umfrage im Auftrag der Sachverständigenorganisation DEKRA (DEKRA e.V., 2017).

Dabei stellt sich die Frage, ob die Gefahren direkt auf das Gerät selbst zurückgeführt werden können oder indirekt durch die Nutzung eine Gefährdung, beispielsweise durch Ablenkung, hervorgerufen wird. Direkte Gefahren, wie Strahlungsgefährdung, die vom Gerät ausgehen, sind zum Teil noch nicht abschließend bewertet. Die WHO erklärt zum Thema „elektromagnetische Strahlung von Mobiltelefonen", dass die elektromagnetischen Felder von der Internationalen Agentur für Krebsforschung als möglicherweise krebserregend für den Menschen eingestuft werden. „The electromagnetic fields produced by mobile phones are classified by the International Agency for Research on Cancer as possibly carcinogenic to humans. Studies are ongoing to more fully assess potential long-term effects of mobile phone use" (World Health Organisation, 2014).

Dass Kinder bereits frühestmöglich mit Smartphones in Kontakt kommen, hängt auch vom Verhalten der Bezugspersonen ab, beispielsweise von dem Elternpaar im Kreissaal, welches mit dem Smartphone die ersten Bilder und Videos des Neugeborenen macht und die Fotos bei einem Social Media-Dienstleister veröffentlicht. Eine digitale Entsagung von Bildschirmmedien, wie sie die Bundeszentrale für gesundheitliche Aufklärung zum Umgang mit Medien fordert (Bundeszentrale für gesundheitliche Aufklärung, 2015), muss auf ihre Alltagstauglichkeit hin untersucht und möglicherweise neu bewertet werden.

Die im Kapitel 1.2 erwähnte Smartphone-Verbreitung von 93% in Taiwan hat dort auch gesetzliche Konsequenzen. Die taiwanesische Regierung hat bereits 2015 das vorhandene Jugendschutzgesetz angepasst und neben Rauchen und Drogenkonsum die unverhältnismäßig lange Nutzung von Bildschirmmedien unter 18 Jahren verboten und die Eltern bei Missachtung und eintretenden Gesundheitsgefährdungen des Kindes zu Geldstrafen verpflichtet (Hwai, 2015).

Unterschiedliche Modelle der Wirkung gesundheitsrelevanter Einflussfaktoren auf den Lebenslauf von Kindern weisen darauf hin, wie früh einsetzende chronische Erkrankungen die gesundheitliche Situation ein Leben lang beeinflussen können. Dabei werden zwei Modelle beschrieben. Das Modell der „Akkumulation von Risiken" meint, dass sich schädliche Einflüsse in frühen Jahren und schädliche Einflüsse aus späteren Lebensphasen zu einem erhöhten Krankheitsrisiko addieren können. Das Modell der „kritischen Perioden" postuliert bestimmte Zeitfenster und Entwicklungsphasen, in denen eine Vulnerabilität für schädigende Einflussfaktoren vorliegt. Beispielsweise wirkt Substanzmissbrauch umso schädlicher, je jünger die Person ist" (Erhart, Ottová-Jordan, & Ravens-Sieberer, 2014, S. 59).

Beachtenswert ist, dass das DSM-5, das psychiatrische Klassifikationssystem der American Psychiatric Association, eine neue Kategorie für substanzungebundenem Missbrauch gebildet hat: „Substance-related and addictive disorders", in der nun auch „Spielsucht" (gambling disorder) als erste Verhaltenssucht nicht mehr den Impulskontrollstörungen zugeordnet wird, sondern den Suchtstörungen (Bundesministerium für Gesundheit, 2017, S. 11).

Die Kernfrage und Problemstellung ist daher, mögliche Antworten auf die Frage der Wirkzusammenhänge und Effekte von Smartphone-Nutzung auf die Gesundheit von Kindern zu bestimmen, um daraufhin effektive Präventionsangebote und Empfehlungen zu definieren.

2 Fragestellungen und Hypothesenbildung

Aufbauend auf diesen Problemstellungen wurden folgende Fragestellungen und Hypothesen definiert, die in dieser Bachelorarbeit zu erarbeiten und zu beantworten sind.

2.1 Mediennutzung

Die Mediennutzung im Kindesalter und im Setting der Familien und im Setting der Kitas bedingt die Fragestellung der Mediennutzung im Allgemeinen und im Vergleich zum Smartphone.

- Wie hoch ist die Mediennutzung des Smartphones im Allgemeinen und in der spezifischen Alterskohorte von null bis sechs Jahren in Deutschland, prozentual im Vergleich zu: Fernsehen, Internet (Computer) und sonstigen relevanten Medien?
- Welche aktuellen nationalen Studien können zur Mediennutzung Antworten liefern?

2.2 Gefährdungspotential

Welche Gefährdungspotentiale können vom Smartphone ausgehen, und welche sind bereits wissenschaftlich untersucht worden? Im Gegensatz zu allgemeinen Aussagen werden hierbei wissenschaftlich-empirische Ergebnisse dargelegt werden, die eine anatomische, physiologische und Verhaltensgefährdung untersucht haben.

2.3 Soziodemografie

Lassen sich aus den Untersuchungsobjekten bestimmte Altersstufen und Lebensstile von Familien und Kindern evaluieren, die einer besonderen Gefährdungslage ausgesetzt sind und können zu folgenden Kriterien Aussagen der Gefährdung anhand der Studienlage getroffen werden:

- Welche Altersstufen sind besonders gefährdet?
- Welche Effekte liefert der soziale Status?
- Gibt es Geschlechterunterschiede?

2.4 Sonstiges

Welche weiteren Effekte und Gefährdungspotentiale liefern möglicherweise Studien, die für eine Gefährdung noch nicht in Betracht gekommen sind. Und kann eine Aussage zur generellen Gefährdungslage durch Smartphone-Nutzung zum aktuellen Zeitpunkt formuliert werden?

- Lassen sich Forschungsergebnisse aus anderen Nationen auf Deutschland übertragen?
- Wird die Mediennutzung und im Speziellen die Smartphone-Nutzung für Präventionsangeboten relevant?
- Können Stärken und Chancen innerhalb der Studien beschrieben werden?
- Wie ist die Einstellung der Eltern zur Smartphone-Nutzung?

2.5 Hypothesenbildung

Aufgrund der Forschungsfragen kann folgende vorläufige Hypothese gebildet werden: Die Nutzung von Smartphones in der Lebenswelt von Kindern im Alter von null – sechs Jahren stellt eine Gefährdung der Entwicklung des Kindes dar, insbesondere in sozial schwachen Milieus.

3 Forschungsstand

Im Hinblick auf die junge Historie des Smartphones, kann in Bezug auf den aktuellen Forschungsstand davon ausgegangen werden, dass es sich hierbei um ein sehr neues Forschungsfeld handelt. Zusätzlich erschwerend kommt hinzu, dass somit auch noch keine Langzeitstudien über mehrere Jahrzehnte existieren können (Erscheinungsdatum des ersten Smartphones am 09.01.2007, siehe Kapitel 1.3). Somit sind überwiegend Querschnittstudien zu analysieren.

Überlappende Forschungsansätze, die sich bereits mit einigen Themen der gesundheitlichen Auswirkung von digitalen Medien, wie dem Internet und dessen Suchtpotential auseinandersetzen, können nur zum Teil herangezogen werden. „Nach derzeitigem wissenschaftlichem Stand werden die neu erforschten Störungsbilder im Bereich der Computerspiel- und Internetnutzung den stoffungebundenen Suchterkrankungen (Verhaltenssüchten) zugerechnet" (Bundesministerium für Gesundheit, 2017, S. 62). Zur Nähe der beiden Konzepte von „Internet" und „Smartphone" zueinander sei erwähnt, dass einige Experten von einer 25%igen Überlappung veröffentlichter Studien ausgehen (Montag, 2018).

Die Sucht nach Computerspielen wird aktuell von vielen Experten zudem als das größte Problem der digitalen Süchte angesehen. Dies wird insbesondere dadurch hervorgehoben, dass die WHO in der Internationalen statistischen Klassifikation der Krankheiten und verwandter Gesundheitsprobleme (ICD) „Gaming Disorder" in ihrer nächsten Ausgabe mit aufnehmen wird. Dies wird als Kategorie für Videospiele, sowohl offline als auch für onlinebasierte Spiele, gelten. Diese Einstufung wird auch ab Mitte 2018 für deutsche Ärzte verbindlich und bietet Betroffenen eine anerkannte Diagnose und Behandlungsvoraussetzungen (Die Drogenbeauftragte der Bundesregierung, 2016). Die WHO begründet die Aufnahme mit überprüfbaren und verfügbaren Beweisen, dem Konsens von vielen beteiligten Experten verschiedener Disziplinen aus unterschiedlichen geographischen Regionen der WHO im Rahmen der ICD-11-Entwicklung. „A decision on inclusion of gaming disorder in ICD-11 is based on reviews of available evidence and reflects a consensus of experts from different disciplines and geographical regions that were involved in the process of technical consultations undertaken by WHO in the process of ICD-11 development" (World Health Organisation, 2018).

Auf nationaler Ebene wird dies durch die BZgA gestützte Aussage manifestiert, „Im Jahr 2015 ist nach den Befunden der Drogenaffinitätsstudie der BZgA bei 5,8 % aller 12- bis 17-jährigen Jugendlichen von einer Computerspiel- oder Internetabhängigkeit auszugehen. Weibliche Jugendliche im Alter von 12 bis 17 Jahren sind mit 7,1 % statistisch signifikant stärker betroffen als die männlichen Jugendlichen dieser Altersgruppe (4,5 %)" (Bundesministerium für Gesundheit, 2017, S. 63).

Auf Grundlage der vorliegenden Forschungsarbeiten zum Schwerpunkt der Gesundheitsgefahren für Kinder bis zum Vorschulalter, kann aktuell nur auf sehr wenige Studienarbeiten zurückgegriffen werden. Dennoch soll an dieser Stelle eine Einteilung zwischen deutschen und internationalen Studien vorgenommen werden. Diese sind im Folgendem nach Aktualität sortiert.

3.1 Studienlage

Folgender Abschnitt zeigt die nationale Studienlage zur Thematik „Smartphone und Gesundheitsaspekte im Kindesalter zwischen null und sechs Jahren". Im Speziellen soll im Anschluss auf die vorliegenden internationalen Studienergebnisse eingegangen und ihre Ergebnisse im Detail dargestellt werden. Bei der Studienrecherche im internationalen Kontext wurde auf die Publikationsplattform www.pubmed.gov zurückgegriffen und mit entsprechender Detailsuche die Studienlage erforscht (National Center for Biotechnology Information, U.S. National Library of Medicine, 2018).

Dabei können folgende Punkte vor der Studienanalyse beschrieben werden.

- Es existieren auffällig viele wissenschaftliche Studien zu Smartphone-Anwendungen. Studien sind überwiegend Nutzungsanalysen bestimmter Smartphone-Applikationen in spezifischen Kontexten gesundheitlicher Anwendungen
- Es finden sich auffällig wenig Studien zu Gesundheit und Gefährdung im Kindesalter und im Besonderem im Kleinkindbereich.
- Thematisch passende Studien sind erst ab dem Zeitraum 2014 vorhanden.

Die Folgenden Ergebnisse zeigen die Studien auf nationaler Ebene.

4 Nationale Studien

Die nationale Studienlage zur Thematik der Smartphone-Nutzung und möglicher resultierender Gesundheitsgefahren in der frühen Kindheit bei Kindern unter 6 Jahren scheint auf nationaler Ebene noch am Anfang zu stehen. Allerdings werden bereits Langzeitstudien zur Mediennutzung von Kleinkindern, Kindern und Jugendlichen geplant und die Grundlagen für eine Vergleichbarkeit der Studienkohorten vorbereitet. Dabei ist insbesondere der Medienpädagogische Forschungsverbund Südwest (mpfs) mit seinen bereits 1998 begonnenen Studien zum Medienverhalten und -Nutzen von jungen Menschen in Deutschland zu nennen. Allerdings geben auch die Forschungsergebnisse der DIVSI- und der BLIKK-Studie einen konkreten wissenschaftlichen Blick auf die Lage in Deutschland. Die Forschungsergebnisse werden in Reihenfolge des Erscheinens vorgestellt.

4.1 2014 – miniKIM - Studie

Die nationale Studienanalyse zum Untersuchungsgegenstand der Smartphone-Nutzung im Kindesalter soll an dieser Stelle mit einer Studie des Medienpädagogischen Forschungsverbundes Südwest (mpfs) begonnen werden.

Wie Eingangs dieser Arbeit erwähnt wurde, ist eine medienfreie Kindheit kaum mehr vorstellbar. Zusätzlich wird das Thema „Medien und Kleinkinder" kontrovers diskutiert. Um einen Einblick in den Alltag von Kleinkindern in Zusammenhang mit dem gelebten Medienalltag in Familien zu erhalten hat der Medienpädagogische Forschungsverbund Südwest (mpfs) im Jahr 2012 die Studienreihe KIM (Kinder + Medien, Computer + Internet) um die Befragung der Haupterzieher von 2- bis 5-Jährigen erweitert und als miniKIM-Studie bezeichnet. Die Studie untersucht somit den Medienumgang von 2- bis 5-jährigen Kindern. Hierzu wurden im Erhebungszeitraum vom 9. Mai bis 20. Juni 2014 623 Haupterzieher von 2- bis 5-jährigen Kindern, quotiert nach aktuell vorliegenden Strukturdaten des Statistischen Bundesamtes nach Haushalten mit Kindern in diesem Alter, per Selbstausfüllfragebogen befragt. Diese Ergebnisse sind repräsentativ für die -2 bis 5-Jährigen in Deutschland. Haupterzieher sind vor allem Mütter. Die Geschlechterverteilung betrug rund 50% jeweils Jungen und Mädchen. Die Altersklasse 2 bis 3-Jähriger und 4- bis 5-Jähriger wurde ebenfalls zu 50% unterteilt (Feirabend, Plankenhorn, & Rathgeb, 2015).

Die Studie zeigt, dass im Jahr 2014 ein sehr breites Spektrum an vorhandenen Medien in Haushalten, in denen 2- bis 5-Jährige aufwachsen, existierte. „In nahezu allen Familien gibt es (mindestens) ein Fernsehgerät, einen Computer bzw. Laptop sowie ein Handy bzw. Smartphone" (Feierabend, Plankenhorn, & Rathgeb, 2015, S. 5). Aufgrund der Ersterhebung aus dem Jahr 2012 werden hierbei vor allem die größten Veränderungen bei den Geräten von Smartphone (Zunahme von 17%) und bei Tablet-PC (Zunahme von 8%) deutlich. Dabei sind in den Kinderzimmern vor allem Kassettenrekorder und CD-Spieler vorhanden. Kinder in diesem Alter besitzen eher selten eigene Geräte (Feierabend, Plankenhorn, & Rathgeb, 2015).

Neben dem Drinnen und Draußen spielen, die am häufigsten genannte Aktivität im Alltag der Kinder, folgt bereits schon auf dem 3. Platz der meistgenutzten Aktivität das Fernsehen. Weitere Aktivitäten in Bezug auf Medien sind bei der täglichen Nutzung in der Altersgruppe von relativ geringer Bedeutung. Allerdings zeigt die differenzierte Betrachtung der Altersklassen, dass die Medienaktivität ab 4 Jahren deutlich steigt. Die Abbildung 2 zeigt: In Bezug auf Handy-/Smartphone-Nutzung, welche eine eher untergeordnete Rolle der Nutzungshäufigkeit verzeichnet, ist im Vergleich der Altersklassen 2-bis 3-Jährige und 4-bis 5-Jährige, eine klare Zunahme von 5% auf 12% zu verzeichnen (Feierabend, Plankenhorn, & Rathgeb, 2015).

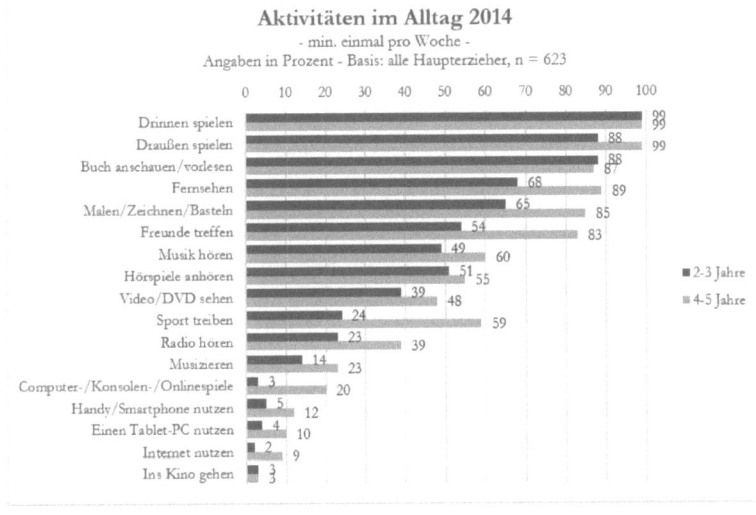

Abbildung 2: Aktivitäten im Alltag 2014
(Feierabend, Plankenhorn, & Rathgeb, 2015, S. 8)

Hinsichtlich der liebsten Aktivitäten der Kinder, hierbei konnten bis zu drei Nennungen erfolgen, dominierten weiterhin das Spielen. Bei den 4-bis 5-Jährigen kommt auch das Treffen mit Freunden, Fernsehen schauen, Sport ausüben, sowie

Computer-/Konsolen-/Onlinespiele spielen, besser an, als bei jüngeren Kindern. Handy-/Smartphone-Nutzung spielt hierbei eine untergeordnete Rolle, wie Abbildung 3 zeigt (Feirabend, Plankenhorn, & Rathgeb, 2015).

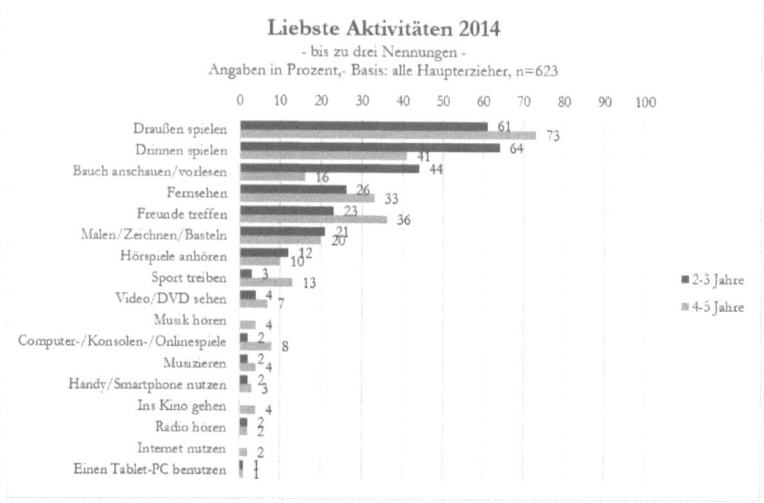

Abbildung 3: Liebste Aktivitäten 2014
(Feierabend, Plankenhorn, & Rathgeb, 2015, S. 9)

Betrachtet wurde ebenfalls die Nutzungszeit der verschiedensten Medien. Deutlich wird hier wiederum die Präferenz zum Fernsehen, mit rund 43 Minuten pro Tag. Bücher lesen und Radio hören nimmt die 2.- und 3.-längste Zeit in Anspruch, mit jeweils 26 Minuten und 18 Minuten. Die Nutzung von Spielen an Computer/Konsole/Internet, Handyspiele, Tablet-Spiele und die Internetnutzung allgemein – werden nach Angabe der Haupterzieher von der Mehrheit der Kinder überhaupt noch nicht genutzt (Feirabend, Plankenhorn, & Rathgeb, 2015).

Weiterhin wurde in der Studie auch abgefragt, inwieweit die Medien eher alleine oder mit jemand anderem genutzt werden. Dabei überwiegt bei der Nutzung von Handy-/Smartphone- oder Tablet-Spielen sowie der Internetnutzung die gemeinsame Nutzung mit den Eltern (Feirabend, Plankenhorn, & Rathgeb, 2015).

Die Bedeutung des Fernsehens für Kinder im Kindergarten- und Vorschulalter wird bei der Frage zur Medienbindung und die Angaben zur Nutzungsdauer drastisch veranschaulicht. Die Mehrheit der Kinder kann ab dem Alter von vier Jahren nicht mehr auf das Fernsehen verzichten (Feirabend, Plankenhorn, & Rathgeb, 2015).

Laut Studie spielen dagegen Computer und Internet im Alltag der 2-bis 5-Jährigen eine sehr untergeordnete Rolle. „Mit 85% hat die deutliche Mehrheit noch überhaupt keine Erfahrungen mit dem Computer gesammelt." (Feirabend, Plankenhorn, & Rathgeb, 2015, S. 21) Auch das Internet ist unterrepräsentiert, was die Nutzungserfahrung und Häufigkeit betrifft. Nur 7% aller Kinder haben überhaupt schon Erfahrungen gemacht, 5% nutzen das Internet regelmäßig. Bei der ersten Internetnutzung waren die Kinder im Schnitt 3,8 Jahre alt (Feirabend, Plankenhorn, & Rathgeb, 2015).

Die Haupterzieher sehen das Thema „Medien und Kinder" als ein eher untergeordnetes Themengebiet an. Allerdings zeigt der formale Bildungsabschluss einen gewissen Einfluss auf die Interessensverteilung und Priorisierung. Je höher der Bildungsgrad der Haupterzieher ist, desto interessanter wird das Thema „Kinder und Medienerziehung". 41% der Haupterzieher mit Hauptschulabschluss, 51% mit Realschulabschluss und 61% mit Abitur bewerten das Thema als (sehr) interessant (Feirabend, Plankenhorn, & Rathgeb, 2015).

Die Meinung der Haupterzieher zu bestimmten Medien zeigt, dass insbesondere Bücher ein positives Image besitzen, hingegen die Computer-Nutzung und das Internet mit negativen Eigenschaften verbunden werden. Mit Büchern wird Fantasie, Lerninhalte und Schulerfolg assoziiert, das Internet erhält die Assoziationen von Gewalt, ungeeigneten Inhalten sowie das „Stubenhocken" durch zu lange Computernutzung in der Wohnung. Wobei im Gegensatz dazu zwei von fünf Befragten den Computer mit Schulerfolg in Verbindung brachten (Feirabend, Plankenhorn, & Rathgeb, 2015).

Im Schnitt sind 76% der Kinder tagsüber in einer Betreuungseinrichtung. Die Medienausstattung dieser Einrichtung, die Kinder nutzen können zeigt, dass Medien wie CD- und Kassettenrekorder (75% Verfügbarkeit) und DVD-Player (38% Verfügbarkeit) hierbei deutlich überwiegen. Computer und Internetausstattung sind mit 13% und 7% Verfügbarkeit unterrepräsentiert, haben aber in den letzten zwei Jahren ein wenig zugenommen (Feirabend, Plankenhorn, & Rathgeb, 2015).

Vor dem Hintergrund der Vorbildfunktion der Haupterzieher wurde auch deren Computernutzung mit erhoben. Dabei zeigten alle Haupterzieher (99 %), dass sie das Internet zumindest selten zuhause oder am Arbeitsplatz nutzen. Drei von fünf Internetnutzern sind bei einer Community wie Facebook angemeldet, davon wiederum haben 41% Informationen über ihr Kind eingestellt, wie Fotos des Kindes, sowie Videos, in denen das Kind zu sehen ist (Feirabend, Plankenhorn, & Rathgeb, 2015).

4.2 2015 – Digitale Milieu-Studie DIVSI - U9

Wenn eine Gefährdungsanalyse zum Thema Smartphone-Nutzung durchgeführt werden soll, steht an erster Stelle die Analyse wer in Deutschland das Medium Smartphone wie oft nutzt. Dabei kann bei einer fast 100-prozentigen Abdeckung der Bevölkerung nicht mehr nach soziodemographischen Faktoren, wie Alter, Geschlecht, Einkommen oder ähnlich, unterschieden werden. Vielmehr spielen die sozialen Milieus, in denen die Nutzer leben und agieren, eine überaus größere und unterscheidbare Differenzierungsmöglichkeit. Soziale Milieus spiegeln Einstellungen zu bestimmten Themen und Verhaltensweisen wider.

Das Deutsche Institut für Vertrauen und Sicherheit (DIVSI) hat erstmals im Jahre 2012 mithilfe qualitativer und quantitativer Methoden der Sozialforschung ein Instrument zur Erfassung und Beschreibung digitaler Lebenswelten in Deutschland angefertigt. Als Ergebnis wurden sieben Internet-Milieus identifiziert und als zweidimensionales Modell dargestellt, das die vielfältigen Einstellungen und Nutzungsweisen des Internets bevölkerungsrepräsentativ typologisiert. Dadurch wurde eine Möglichkeit geschaffen, die Komplexität und Heterogenität der digitalen Gesellschaft zu verstehen und Unterscheidungen jenseits soziodemografischer Merkmale zu begreifen (Deutsches Institut für Vertrauen und Sicherheit im Internet, 2015, S. 19). Folgende Grafik veranschaulicht die sieben Internet-Milieus.

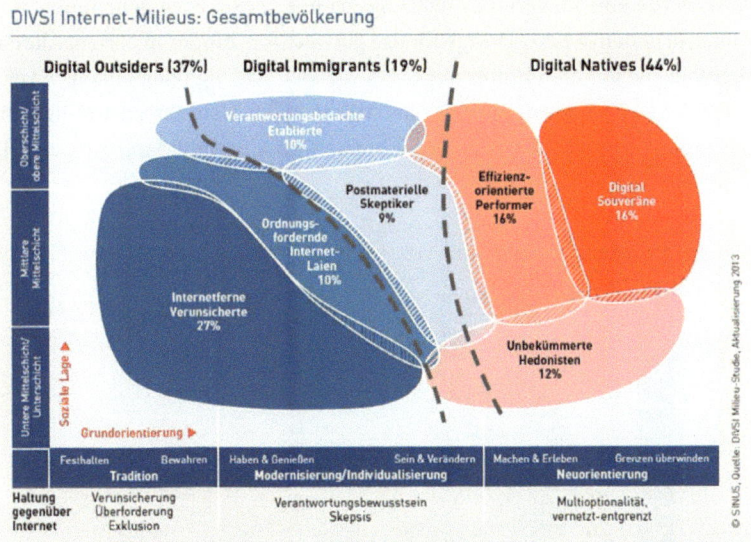

Abbildung 4: DIVSI Internet-Milieus: Gesamtbevölkerung
(Deutsches Institut für Vertrauen und Sicherheit im Internet, 2015, S. 19)

Das zweidimensionale Modell spannt zwei Achsen auf: die soziale Lage auf der vertikalen Achse und die normative Grundorientierung auf der horizontalen Achse. Je höher eine Gruppe platziert ist, desto gehobener sind Bildung und Einkommen, je weiter rechts, desto moderner im soziokulturellen Sinne ist die Grundorientierung. Die horizontale Achse bildet dabei gleichzeitig die Vertrautheit mit dem Medium Internet ab. Je weiter rechts ein Milieu angesiedelt ist, desto vertrauter ist es mit dem Internet (Deutsches Institut für Vertrauen und Sicherheit im Internet, 2015).

In der neu vorliegenden DIVSI U9-Studie wurde die Zielgruppe der Kinder von 3 bis 8 Jahren und ihre Eltern genauer betrachtet. Hierbei standen folgende Fragestellungen im Mitelpunkt: „ob, wann und wie Kinder mit digitalen Medien und dem Internet in Berührung kommen, wer sie auf ihrem Weg in diese Welt begleitet, welche Kompetenzen sie dabei erlangen und welche sie benötigen, welche Rolle die Eltern, aber auch Personen und Institutionen außerhalb der Familie spielen. Zusätzlich wurde untersucht, welche Bedeutung die Eltern, Erzieher und Lehrer dem Internet für die Zukunft der Kinder beimessen und welche Chancen und Risiken dabei wahrgenommen werden" (Deutsches Institut für Vertrauen und Sicherheit im Internet, 2015, S. 6).

Dazu wurde eine jüngere Bevölkerungsgruppe in den Blick genommen. Junge Familien, in denen 3- bis 8-jährige Kinder aufwachsen. Kinder in diesem Alter agieren überwiegend vor dem Hintergrund des sozialen und digitalen Milieus ihrer Eltern. Aufgrund dessen wurde hierfür eine eigene angepasste Internet-Milieu-Differenzierung vorgenommen. Die untenstehende Grafik in Abbildung 5 veranschaulicht noch einmal die Unterschiede.

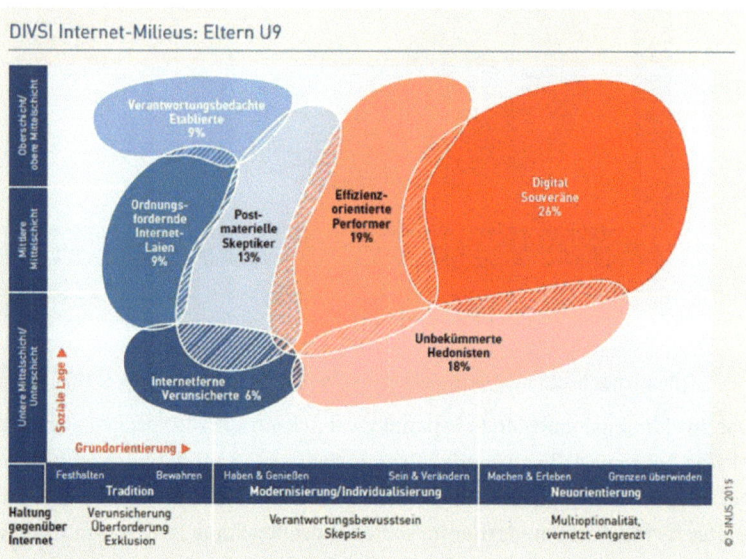

Abbildung 5: DIVSI-Internet Milieus: Eltern U9
(Deutsches Institut für Vertrauen und Sicherheit im Internet, 2015, S. 21)

Eine genauere Betrachtung der in der Grafik eingefärbten Rottonbereiche zeigt, die internetaffineren digitalen Lebenswelten haben bei den jungen Eltern von jungen Kindern einen deutlich höheren Anteil als die entsprechenden Milieus in der Gesamtbevölkerung. Diese jungen Eltern zeigen einen sehr viel höheren Digitalisierungsgrad im Vergleich zur Gesamtbevölkerung, sowohl im privaten als auch im beruflichen Zusammenhang. Aber auch hier existieren Milieus mit einem sehr distanzierten Verhältnis zum Internet (Deutsches Institut für Vertrauen und Sicherheit im Internet, 2015).

Der zweiphasige Studienverlauf der DIVSI-U9-Studie aus qualitativer Vorstudie und quantitativer Repräsentativbefragung stellte sicher, dass die sozidemografischen Merkmale Alter und Bildung der Stichprobe repräsentativ für die Bevölkerungsgruppe der Eltern von 3- bis 8-Jährigen in Deutschland sind. Hierzu wurden in der zweiten Studienphase computergestützte persönliche Befragungen (CAPI) durchgeführt und ausgewertet. An dieser computergestützten persönlichen Befragung nahmen insgesamt 1.832 Eltern teil. Zusätzlich wurden 1.029 Kinder im Alter zwischen 6 und 8 Jahren befragt. Dieses Vorgehen stellte die Einbeziehung der Sicht der Kinder sicher und ermöglichte es, die Perspektiven von Eltern und Kindern zu vergleichen (Deutsches Institut für Vertrauen und Sicherheit im Internet, 2015).

Es werden an dieser Stelle die Studienergebnisse zusammengetragen, die sich ausschließlich mit den Ergebnissen der Kinder bis 6 Jahren beschäftigen. Zentrale Befunde im Hinblick auf Smartphone-Nutzung im Kontext von Kindern unter 6 Jahren sind vor allem, dass das Internet schon bei kleinen Kindern eine relevante Alltagsbedeutung einnimmt. Von den 6-Jährigen geht fast ein Drittel, bei den 3-Jährigen schon jedes zehnte Kind gelegentlich ins Internet. Dabei können Kinder ohne Lese- und Schreibtätigkeit über erkannte Symboliken, selbstständig Internetseiten aufrufen. Zudem sind die digitale Ausstattung und die technischen Zugangsmöglichkeiten durch die Kinder, trotz enormer Einkommensunterschiede der Eltern, vergleichbar. Ob sie Geräte besitzen oder benutzen, hängt nicht vom Einkommen der Eltern ab. Den Kindern steht ein großes Spektrum an Geräte zur Verfügung. Die Smartphone-Nutzung steigt mit dem Alter, wie in folgender Abbildung 6 ersichtlich ist.

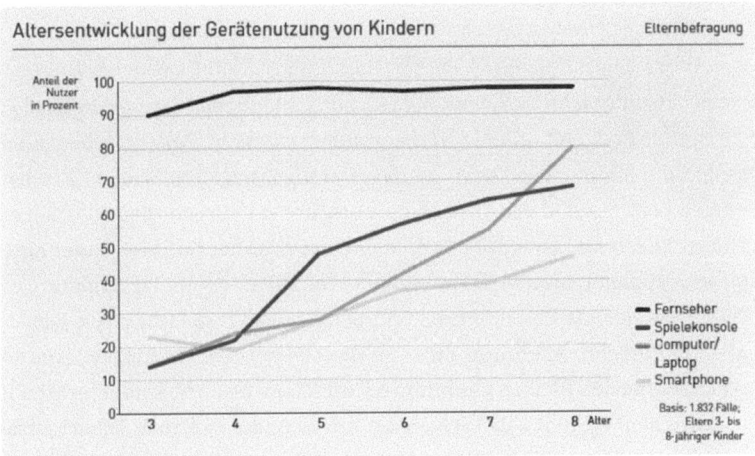

Abbildung 6: Altersentwicklung der Gerätenutzung von Kindern
(Deutsches Institut für Vertrauen und Sicherheit im Internet, 2015, S. 61)

Ob Kinder online gehen, hängt stark von der digitalen Lebenswelt der Eltern, deren Digitalisierungsgrad, ihrer Einstellung zu digitalen Medien und zum Internet, ab. Der Bildungsgrad der Eltern bestimmt den konkreten Umgang mit digitalen Medien und vor allem was ihre Kinder im Internet tun. Dabei nutzen Kinder von Eltern mit geringer Bildung das Internet deutlich seltener für Informationssuche und Lernzwecke als Kinder von Eltern mit höherer Bildung. Bei ihnen überwiegt die Nutzung stärker zum Unterhaltungszweck. Die Intensität der Smartphone-Nutzung ist ebenfalls bildungsabhängig. Je geringer die Bildung, desto mehr Zeit verbringen Kinder mit dem Smartphone, wie folgende Abbildung 7 veranschaulicht.

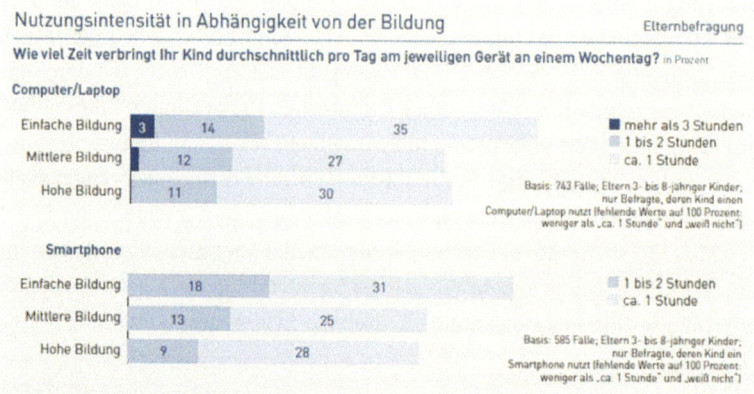

Abbildung 7: Nutzungsintensität in Abhängigkeit von der Bildung
(Deutsches Institut für Vertrauen und Sicherheit im Internet, 2015, S. 65)

Geschlechtsunterschiede zwischen Mädchen und Jungen bestehen in Bezug auf ein favorisiertes Endgerät und der Nutzungsintensität nicht. Zudem ist festzuhalten: Je geringer die Bildung der Eltern ist, desto weniger begleiten sie ihre Kinder in der digitalen Welt. Sie sind der Ansicht, dass die Kinder dies von alleine lernen würden. 65% der Eltern sehen digitale Medien und das Internet für ihre Kinder als Chance zur Sicherstellung ihrer sozialen Teilhabe, vor allem wegen des umfangreichen Informationsangebots des Internets und der Motivationsleistung von Lern-Spielen und -Programmen. Allerdings muss an dieser Stelle darauf hingewiesen werden, dass Eltern bei den Risiken des Internets vor allem die nicht kindgerechten Inhalte, die Gefahr des Mobbings, den Schutz der Privatsphäre und auch Sicherheitsaspekte als größte Risiken anführen. Dabei überwiegt die Wahrnehmung dieser Risiken die wahrgenommenen Chancen digitaler Medien. Zudem fühlen sich Eltern als die Hauptverantwortlichen, wenn es um die Vermittlung eines kompetenten Umgangs mit digitalen Medien und dem Internet geht. Dabei schreiben sie sich allerdings geringe Kompetenzen zu (Deutsches Institut für Vertrauen und Sicherheit im Internet, 2015).

„Wenn 3- bis 8-jährige Kinder Smartphones, aber vor allem Computer/Laptops nicht nutzen, liegt der Grund überwiegend darin, dass ihre Eltern es ihnen verbieten" (Deutsches Institut für Vertrauen und Sicherheit im Internet, 2015, S. 66).

Der Beratungsbedarf in Bezug auf eine zu vermittelnde digitale Medienkompetenz hängt auch vom formalen Bildungsgrad der Eltern ab, wie die Studie ergab. Formal niedriger gebildete Eltern neigen dazu, die Verantwortung der Kompetenzvermittlung an den Staat oder an die Schule abzugeben (Deutsches Institut für Vertrauen und Sicherheit im Internet, 2015).

Den Kindern zur Verfügung stehende freie Zeit, besonders am Wochenende, wird laut Studie besonders häufig früh morgens für das Smartphone genutzt. „Freie Zeit ist oft Medienzeit" (Deutsches Institut für Vertrauen und Sicherheit im Internet, 2015, S. 64). Dabei zeigen die Kinder der unbekümmerten Hedonisten ein vergleichsweises hohes Nutzungsverhalten von Smartphones. So verbringen an einem Wochentag 28% der 3- bis 8-jährigen Kindern von unbekümmerten Hedonisten mindestens eine Stunde mit dem Smartphone (nicht Hedonisten gesamt 13%). Die Eltern aus diesem Milieu sind im Milieuvergleich eher niedrig gebildet und entstammen überwiegend niedrigeren Einkommensschichten (Deutsches Institut für Vertrauen und Sicherheit im Internet, 2015).

Der Wunsch nach mehr Medienzeit zeigt, insbesondere in der Altersstufe der 6- bis 8-Jährigen, ein gewisses Konfliktpotential. Demzufolge kommt es hier, gerade in Familien mit niedrigem Bildungsgrad, zu Streit um die Nutzungsdauer digitaler Medien (Deutsches Institut für Vertrauen und Sicherheit im Internet, 2015).

Dabei ist nach Studienanalyse festzuhalten, dass die eigene Risiko- und Gefahreneinschätzung der Eltern in dieser Studie keinerlei gesundheitliche Gefahren aufführt. Die wahrgenommenen Risiken sind vor allem inhaltlicher Natur, wie nicht kindgerechte Inhalte und Darstellungen, wie Gewaltdarstellungen, Pornographie, die Sicherheit von Daten und der Privatsphäre (Deutsches Institut für Vertrauen und Sicherheit im Internet, 2015).

4.3 2016 – FIM - Studie

Folgende Studienergebnisse unter dem Namen FIM - Familie, Interaktion & Medien umfassen die Forschungsarbeit aus dem Jahr 2016. Auf Grundlage der bestehenden Vorstudie aus dem Jahr 2011 können Ergebnisse direkt verglichen werden. Diese Untersuchung schließt sich an die Studienreihe des Medienpädagogischen Forschungsverbund Südwest (mpfs) und dem Südwestrundfunk (SWR) an, welche seit vielen Jahren das Medienverhalten von jungen Menschen in Deutschland untersuchen. Doch im Gegensatz zu den vorherigen Studien, JIM - Jugend, Information, (Multi)-Media und KIM - Kindheit, Internet, Medien, stellt diese Studie die ganze Familie in den Fokus der Untersuchungen (Feierabend, Plankenhorn, & Rathgeb, 2017).

Die Studie nimmt das veränderte Medienverhalten zum Thema „Smartphone und mobile Geräte" mit auf, welche in den vorherigen Studien JIM und KIM noch nicht berücksichtigt worden sind. „Angesichts der weitreichenden Veränderungen im Medienalltag durch die Verbreitung von Smartphones und mobilem Internet informiert die FIM-Studie 2016 über den aktuellen Stand der Mediennutzung in Familien – fünf Jahre nach der ersten FIM-Studie 2011" (Feierabend, Plankenhorn, & Rathgeb, 2017, S. 3).

Die Grundgesamtheit betrug ca. 18 Millionen deutschsprachige Haushalte mit einem oder mehreren Kindern zwischen 3 und 19 Jahren in der Bundesrepublik Deutschland. Hieraus wurden 284 Familien anhand einer Quotenstichprobe befragt. Die Stichprobe wurde quotiert nach der Anzahl und dem Alter der Kinder im Haushalt, nach der Familienform, nach Nielsen-Gebieten und nach drei Ortsgrößenklassen. Es wurden alle Familienmitglieder ab drei Jahren in die Befragung aufgenommen. Hieraus ergab sich die Stichprobe aus 284 Haushalten/Familien, 523 Eltern und 443 Kindern im Alter von 3-19 Jahren. Die Studie bestand aus einem zweistufigen Modell:

1. Einer CAPI-Basisbefragung zur Überprüfung grundlegender Kommunikations-, und Mediennutzungsstrukturen in Familien. Hierbei wurden insgesamt drei Fragebögen für Eltern und Kinder von 3-bis 5-Jahren und Kinder ab 6 Jahren eingesetzt und zusätzlich Befragungsinterviews geführt.
2. Einer Tagebucherhebung, in der jedes Familienmitglied ein Tagebuch für die Dauer von drei Tagen zu führen hatte. Bei Kindern unter 3 Jahren sollte dies ein Elternteil übernehmen (Feierabend, Plankenhorn, & Rathgeb, 2017).

Die Studie umfasste Kinder und Jugendliche im Alter von 3 bis 19 Jahren, darauf aufbauend sollen im Folgenden hauptsächlich relevante Ergebnisse der Studie zum Themenschwerpunkt der Smartphone-Nutzung im Kindesalter bis unter 6 Jahre aufgeführt werden soweit die Studie diese Altersdefinition zulässt.

Das klassische Rollenmodell wird auch im Jahre 2016 sichtbar, in der der Vater als Hauptverdiener auftritt – 94% der Männer und 25% der Frauen arbeiten Vollzeit (2011 waren es 92% Männer und 21% Frauen). Dabei sind es vor allem die Frauen, die für die Kindererziehung zuständig sind (Feierabend, Plankenhorn, & Rathgeb, 2017). Als wichtigste Instanzen der Erziehung werden allerdings auch die Großeltern (mit 49%) oder andere Familienangehörige (mit 14%), der Kindergarten/-krippe (26%) bzw. der Schülerhort oder die Nachmittagsbetreuung in der Schule (21%) angegeben. Aus Sicht der Familien hat sich bei den Kindern bezüglich spezifischer Fragestellungen zum Familienverständnis die Erkenntnis herauskristallisiert, dass sich im Vergleich zu 2011 das Konfliktpotential beim Thema Medien und Mediennutzung erhöht hat (von 4% im Jahr 2011 auf 10% im Jahr 2016) (Feierabend, Plankenhorn, & Rathgeb, 2017).

Regeln, Werte und Normen bestimmen die Lebensgemeinschaft der Familie im Besonderen. „Hinsichtlich des Medienumgangs bleiben Regeln zum digitalen Spielen in allen Lebensphasen der Kinder präsent, das Smartphone wird hingegen überall vergleichsweise gering reglementiert – selbst bei den 12- bis 19-Jährigen, auch wenn diese zu 95% ein Smartphone besitzen" (Feierabend, Plankenhorn, & Rathgeb, 2017, S. 19).

In Familien wird viel über Medieninhalte gesprochen. Dabei spielen Fernsehinhalte noch immer die Hauptrolle, wobei an dritter Stelle bereits Themen aus dem Internet und an vierter Stelle Inhalte aus Social-Media-Angeboten, wie Facebook, WhatsApp, Snapchat und Instagram, thematisiert werden. Dabei sei berücksichtigt, dass die Mutter als Haupterzieherin und damit als vornehmliche Gesprächspartnerin der Kinder angegeben wird. Bei allen familienbezogenen und alltagsbezogenen Themen wird die Mutter sehr viel häufiger genannt als der Vater. Mit einer Ausnahme: „Für das Thema Ausstattung, Technik oder Funktion von Mediengeräten ist der Vater wichtigster Gesprächspartner" (Feierabend, Plankenhorn, & Rathgeb, 2017, S. 39).

Beim Thema „Kommunikationswege innerhalb der Familie" hat seit 2011 eine weitere Ausdifferenzierung durch die Omnipräsenz des Smartphones stattgefunden. Die Abbildung 8 zeigt, dass das persönliche Gespräch bei 3- bis 5-Jährigen noch immer dominiert, allerdings findet in dieser Altersklasse bereits Kommunikation über das Smartphone mit den Eltern statt.

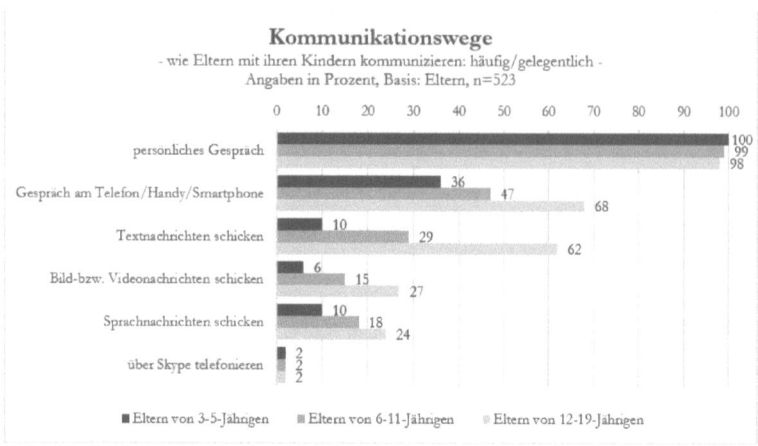

Abbildung 8: Kommunikationswege
(Feierabend, Plankenhorn, & Rathgeb, 2017, S. 47)

Dem Smartphone als innerfamiliäres Organisationswerkzeug wurde von insgesamt 2/3 der Eltern von 3-bis 5-jährigen Kindern eine sehr wichtige bis wichtige Bedeutung für die Organisation des Familienalltags zugeteilt (Feierabend, Plankenhorn, & Rathgeb, 2017).

Die FIM-Studie belegt: Im Jahr 2016 besitzen 100% der Familien in Deutschland ein Smartphone. Im direkten Vergleich zu 2011 ist das Handy/Smartphone, der Internetzugang, der Tablet-PC in der Ausstattungsrate im Gegensatz zu allen anderen Geräten erstmalig gestiegen, wie aus Abbildung 9 zu entnehmen ist.

Nationale Studien

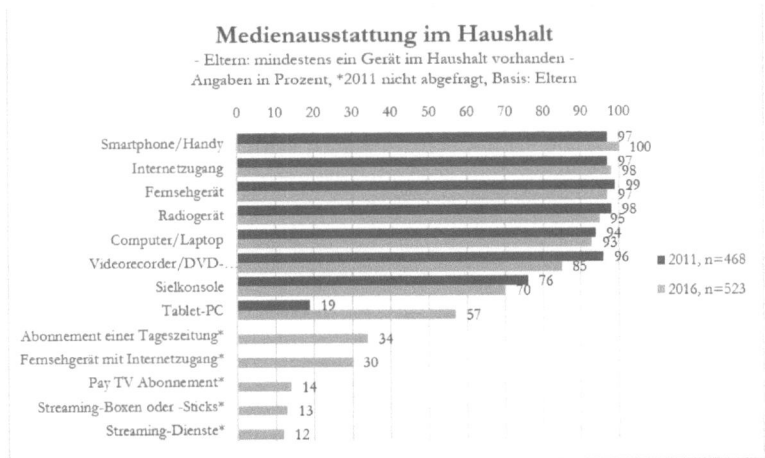

Abbildung 9: Medienausstattung im Haushalt
(Feierabend, Plankenhorn, & Rathgeb, 2017, S. 50)

Bei Kindern ab 12 Jahren besitzen laut FIM-Studie 98% der Kinder ein eigenes Smartphone. Bei Kindern im Alter von 6-11 Jahren liegt der Prozentsatz bereits bei 43% (Feierabend, Plankenhorn, & Rathgeb, 2017).

Im Medienalltag der Kinder im Vorschulalter von 3-bis 5 Jahren hat das Fernsehen die größte Bedeutung. Abbildung 10 zeigt, 3/4 der Kinder sehen regelmäßig fern, bereits 1/4 der Kinder schauen in ihrer Freizeit regelmäßig Fotos oder Videos auf dem Smartphone an.

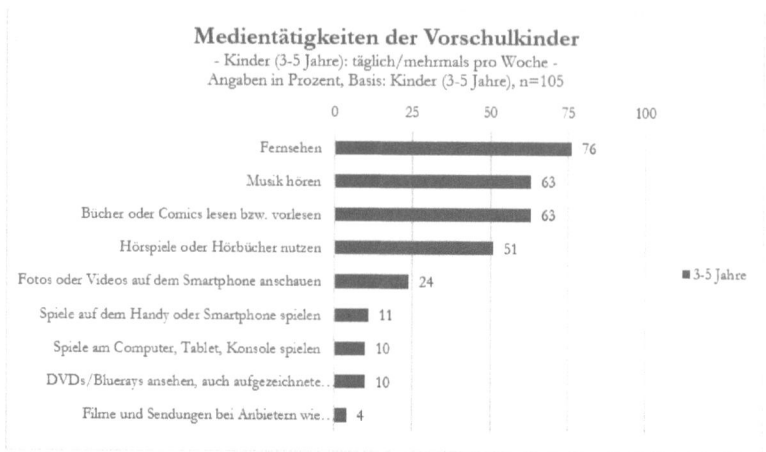

Abbildung 10: Medientätigkeit der Vorschulkinder
(Feierabend, Plankenhorn, & Rathgeb, 2017, S. 56)

Die FIM- Studie kam zum Ergebnis, dass im Durchschnitt der Fernseher mit 4 Jahren selbstbestimmt genutzt wird. Mit 9 Jahren ergänzt im Durchschnitt das Smartphone sowie das Internet das Medienrepertoire der Kinder. Bei jüngeren Eltern ist ein deutlich früheres Eintrittsalter zu verzeichnen (Feierabend, Plankenhorn, & Rathgeb, 2017).

Basierend auf den Auswertungen der Tagebücher der Studie, können Aussagen zum Mediennutzungsverhalten im Tagesverlauf der Eltern gemacht werden. Dieses verteilt sich relativ gleichmäßig über den gesamten Tag und den Abend, bleibt konstant bei etwa 10%, stärkere Nutzungszeiten sind am Vormittag und am Abend ab 20 Uhr zu verzeichnen. Allerdings weist die Studie darauf hin, dass die über den Tag verteilte Smartphone-Nutzung, meist in vielen kurzen Einheiten, in dieser Abfrage möglicherweise nicht immer als Internetnutzung wahrgenommen wird (Feierabend, Plankenhorn, & Rathgeb, 2017).

Neben unterschiedlichen Fertigkeiten und Fähigkeiten in der Anwendung der unterschiedlichsten Medien ist die eigene Medienerziehungskompetenz der Eltern differenziert zu betrachten. Die Abbildung 11 zeigt: Je älter die Eltern sind, oder je geringer das Bildungsniveau ist, desto geringer schätzen sie ihre Medienerziehungskompetenz ein. Teilweise sehen sich hier die Eltern nicht gerüstet zum Thema der Medienerziehung ihrer Kinder (Feierabend, Plankenhorn, & Rathgeb, 2017).

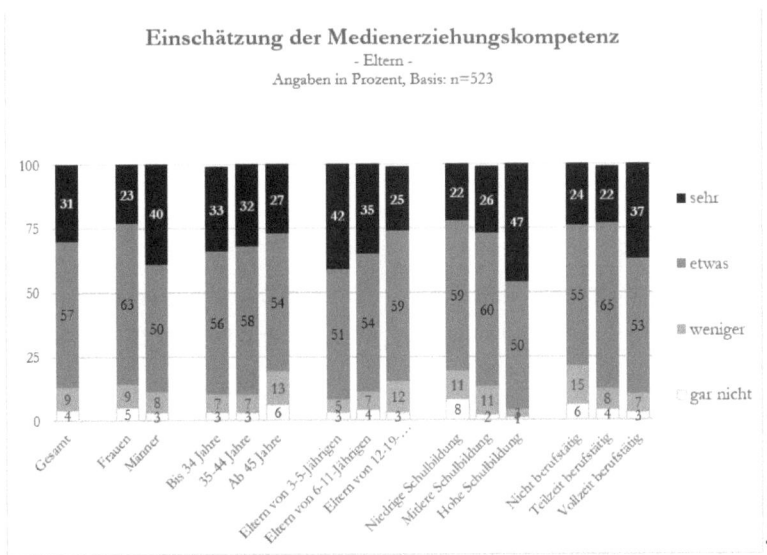

Abbildung 11: Einschätzung der Mediennutzungskompetenz
(Feierabend, Plankenhorn, & Rathgeb, 2017, S. 73)

In den vergangenen fünf Jahren hat sich laut Studie der Alltag im Umgang mit Medien verändert. Dies ist vor allem auf die Verbreitung des Smartphones bei Kindern, Jugendlichen und Eltern zurückzuführen. Die FIM-Studie berücksichtigt hierbei auch die Sicht der Eltern auf diese Entwicklung. Den Einfluss auf das Familienleben durch das Smartphone sehen 26% der Eltern als eher positiv, 51% sehen sowohl positive wie negative Aspekte, dagegen bemerken 14% der Eltern negative Folgen auf das Familienleben. Nur 10% sehen keine Auswirkungen auf das Familienleben. Vor allem, je jünger die Eltern sind, desto positiver wird der Einfluss des Smartphones angesehen, je gebildeter, desto eher sehen die Eltern die Auswirkungen auf das Familienleben negativ. (Feierabend, Plankenhorn, & Rathgeb, 2017).

Abschließend geht die FIM-Studie auf den Jugendschutz ein, denn bei der Nutzung von Medien innerhalb der Familien spielt dies eine wichtige Rolle. „Laut FIM-Studie sind die Eltern mehrheitlich der Ansicht (78 %), dass sie selbst für den Schutz ihrer Kinder (vor negativen Medieneinflüssen) die Hauptverantwortung tragen. Nur 8% erwarten, dass der Staat und die Behörden Schutz bietet" (Feierabend, Plankenhorn, & Rathgeb, 2017, S. 75).

4.4 2017 – BLIKK - Studie

Die Auswirkungen von digitalen Medien auf die Entwicklung und Gesundheit von Kindern und die Medienkompetenz der Erziehungsberechtigten waren Kernfragen des Projektes „BLIKK-Medien" (Bewältigung, Lernverhalten, Intelligenz, Kompetenz und Kommunikation). Die Studie wurde anhand unterschiedlicher Fragebögen in Kombination mit den durchgeführten Krankheitsfrüherkennungsuntersuchungen im Alter von unter drei bis unter 14 Jahren durchgeführt.

Im Rahmen der Studie wurden 5.573 Kinder und Jugendliche erfasst. Die Studie wurde als Querschnittstudie angelegt und die Untersuchung erfolgte für die Früherkennungsuntersuchungen:

- U3 bis U6 (Kinder im Alter von 4 Wochen bis 1 Jahr) basierend auf den Elternangaben (Papousek-, Medien-, Lebensumfeld-Fragebogen),
- U7 bis U10 (Kinder im Alter von 2 bis 10 Jahre) basierend auf den Elternangaben (Mannheimer Eltern-, Medien-, Lebensumfeld-Fragebogen)
- J1 (Kinder im Alter von 12-14 Jahre) zusätzlich basierend auf der Selbstauskunft der Jugendlichen (Mannheimer-Jugendlichen-, Medien-, Lebensumfeld-Fragebogen) (Bundesministerium für Gesundheit, 2017).

Zudem wurde von den Kinder- und Jugendärzten das vom Berufsverband der Kinder- und Jugendärzte e. V. (BVKJ) entwickelte „standardisierte Erhebungsinstrument zur Früherkennung von Krankheiten bei Kindern nach Paed.Check® ausgeführt" (Bundesministerium für Gesundheit, 2017, S. 6).

„Das Projekt erfasste somit die medizinischen und entwicklungspsychologischen Daten der heranwachsenden Säuglinge, der Kinder und der Jugendlichen (U3 bis J1) in Verbindung mit dem elterlichen bzw. dem eigenen Medienverhalten" (Bundesministerium für Gesundheit, 2017, S. 12).

Auf Grundlage der vielfältigen eingesetzten Datenerhebungsverfahren und dem Abgleich mit den Früherkennungsuntersuchungen sollen im Folgenden zur Thematik passende Ergebnisse der Altersstufe bis unter 6 Jahren zusammengefasst werden.

Die Erziehungsberechtigten maßen dem Smartphone und dem Internet im Allgemeinen im direkten Vergleich elektronischer Medien den höchsten Wert zu. Die Medien Fernsehen und Computer/PC haben laut Ergebnissen der Studie an Stellenwert verloren, so dass die Aussage zu treffen ist, dass „das Smartphone im

Verhältnis zu den anderen Medien im Alltag der Befragten heute ‚nicht mehr weg zu denken' ist" (Bundesministerium für Gesundheit, 2017, S. 35).

Der Fernsehkonsum liegt bei 34% der Kinder durchschnittlich täglich zwischen 30 Minuten und einer Stunde, bei rund 12% der Kinder im Durchschnitt sogar bei ein bis zwei Stunden. Rund 3% der Kinder schaut täglich 2 bis 4 Stunden und mehr Fernsehen (Bundesministerium für Gesundheit, 2017).

Die Smartphone-Nutzung unterscheidet sich deutlich von der Fernsehnutzung. Hierbei kommen Im Gegenzug zur Fernsehnutzung nur noch 3,4% der Kinder auf eine tägliche Nutzungszeit zwischen 30 Minuten und einer Stunde. 76% nutzen das Smartphone weniger als 30 Minuten oder gar nicht (Bundesministerium für Gesundheit, 2017).

Jedoch nimmt die Nutzung elektronischer Medien in Kombination (Fernsehen und Smartphone) von mehr als 30 Minuten täglich mit dem Alter zu. Während ab einem Alter von 2 Jahren der Kinder das Smartphone täglich mehr als 30 Minuten nutzen, sind es im Alter von 5 Jahren bereits 67,56%. Diese prozentuale Zunahme gilt sowohl für Mädchen als auch für Jungen.

Summierte Nutzung von Smartphone und/oder Fernseher größer/gleich 30 Minuten pro Tag (nach Elternangaben)			
	Gesamt	Mädchen	Jungen
U7 (2 Jahre)	23,22% /n=435)	27,12% (n=177)	18,96% (n=211)
U7a (3 Jahre)	47,42% (n=407)	43,85% (n=187)	52,66% (n=188)
U8 (4 Jahre)	62,69% (n=394)	64,02% (n=164)	61,69% (n=201)
U9 (5 Jahre)	67,56% (n=410)	63,68% (n=201)	72,94% (n=170)

Tabelle 1: Summierte Nutzung von Smartphone und Fernseher
(Bundesministerium für Gesundheit, 2017, S. 46)

Die BLIKK-Studie versuchte zudem Fragestellungen zur Erziehung zu beantworten: Werden elektronische Medien zur Belohnung und Bestrafung eingesetzt? Und dürfen Kinder elektronische Medien nutzen, weil die Elternteile sich dadurch Ruhe verschaffen? Als Ergebnis lieferten die deskriptiven Daten, dass in der Summe 37,57% der Eltern die Nutzung elektronischer Medien befürworteten, um in bestimmten Situationen Ruhe zu erhalten. Rund 60% der Eltern verneinten dies. 63,25% der Eltern setzen elektronische Medien überwiegend nicht zur Belohnung ein. Allerdings ergaben die Auswertungen der Daten, dass ein Entzug von elektronischen Medien als Erziehungsinstrument häufiger genutzt wird (Bundesministerium für Gesundheit, 2017).

Zum Thema „Beratungsbedarf bezüglich Smartphone-Nutzung und Erziehung" haben rund 90% der Eltern der Altersgruppe U7–U9 angegeben, keinen Informations- und Beratungsbedarf zu haben (Bundesministerium für Gesundheit, 2017, S. 42).

Die Ergebnisse der BLIKK-Studie zum Zusammenhang von Sprachentwicklungsstörungen und einer Mediennutzung von Smartphone und Fernseher von über 30 Minuten werden folgendermaßen beschrieben.

Alter			BLIKK-Ergebnisse (U-Bogen) Sprachentwicklungsstörungen und Mediennutzung		
			Mädchen	Jungen	Gesamt
U7a	3 Jahre	Für Fernseher > 0,5 / Tag	16,35% (n=104)	16,53% (n=121)	16,12% (n=242)
U7a	3 Jahre	Für Smartphone > 0,5 / Tag	11,11% (n=9)	23,53% (n=17)	17,86% (n=28)
U7a	3 Jahre	Kombinierte Nutzung gleich oder größer 0,5 / Tag	19,51% (n=82)	15,15% (n=99)	17,1% (n=193)
U8	4 Jahre	Für Fernseher > 0,5 / Tag	13,43% (n=134)	26,14% (n=153)	19,48% (n=308)
U8	4 Jahre	Für Smartphone > 0,5 / Tag	16,67% (n=6)	41,67% (n=12)	31,58% (n=19)
U8	4 Jahre	Kombinierte Nutzung gleich oder größer 0,5 / Tag	13,33% (n=105)	28,23% (n=124)	20,65% (n=247)

Alter		BLIKK-Ergebnisse (U-Bogen) Sprachentwicklungsstörungen und Mediennutzung			
			Mädchen	Jungen	Gesamt
U9	5 Jahre	Für Fernseher > 0,5 / Tag	15,03% (n=153)	30,97% (n=155)	23,08% (n=338)
U9	5 Jahre	Für Smartphone > 0,5 / Tag	27,27% (n=11)	43,75% (n=16)	35,71% (n=28)
U9	5 Jahre	Kombinierte Nutzung gleich oder größer 0,5 / Tag	14,84% (n=128)	34,68% (n=124)	24,55% (n=277)

Tabelle 2: Diagnostizierte Sprachentwicklungsstörungen und Nutzung elektronischer Medien
(Bundesministerium für Gesundheit, 2017, S. 48)

Ersichtlich wird aus den tabellarischen Daten, dass insbesondere die Sprachentwicklungsstörungen häufiger mit einer Smartphone-Nutzung von mehr als 30 Minuten auftreten als im Rahmen einer Fernsehnutzung über 30 Minuten. Für die U8 und U9 zeigt sich ein signifikanter Unterschied zwischen Mädchen und Jungen mit einer größeren Häufigkeit einer Sprachentwicklungsstörung bei den Jungen (Bundesministerium für Gesundheit, 2017).

Die BLIKK-Studie kam zu dem Ergebnis, dass eine ansteigende Häufigkeit einer Hyperaktivität bei Kindern mit einer Smartphone-Nutzung von mehr als einer halben Stunde täglich für die U7 (20-36 Monate alte Kinder) mit 21,43% und bis zur U8 (bis 48 Monate alte Kinder) mit 31,58% auftritt. Zusätzlich lieferten die Daten, dass im Allgemeinen die Jungen bei einer genderbezogenen Betrachtung eher eine höhere Hyperaktivitätsquote als die Mädchen aufweisen (Bundesministerium für Gesundheit, 2017).

Die untersuchten Altersklassen der BLIKK-Studie lassen keine Aussagen darüber zu, inwieweit ein Zusammenhang zwischen erhöhtem Body-Mass-Index (BMI) und erhöhtem Smartphone-Nutzungsumfang bei Kindern im Alter von unter 6 Jahren besteht, da dies für diesen Alterszeitraum nicht untersucht wurde. Bezüglich der höheren Altersklassen (7 bis 14 Jahre) untermauert die BLIKK-Studie, dass ein erhöhter elektronischer Medienkonsum im Zusammenhang mit einem erhöhten BMI im Kindes- und Jugendlichen-Alter statistisch belegt werden kann (Bundesministerium für Gesundheit, 2017).

Die Studie macht den hohen Stellenwert des Smartphones bei den befragten Eltern von U3 – U9 deutlich. Im Vergleich zum Fernsehen und Internet wird das Smartphone im direkten Vergleich als bedeutsamer und mit der höchsten Priorisierung bewertet. Die Studie zeigt auch den möglichen Zusammenhang eines hohen Fernsehkonsums mit Entwicklungsstörungen sowie der Lernfähigkeit der Kinder (Bundesministerium für Gesundheit, 2017).

Die Studie zeigt zudem, dass die von der BZgA empfohlenen Nutzungszeiten für digitale Medien in den jungen Altersklassen überschritten werden. Die BLIKK-Studie belegt, dass gerade die Empfehlung vor dem 3. Lebensjahr keine elektronischen Medien zu nutzen, von den Eltern nicht berücksichtigt wird „und die Nutzungszeiten bezogen auf alle elektronischen Medien insgesamt überschritten werden" (Bundesministerium für Gesundheit, 2017, S. 84).

„Einschränkend ist zu diesem Zeitpunkt anzumerken, dass eine abschließende Kausalität dieser signifikanten Ergebnisse nur im Rahmen einer Langzeitstudie zu prüfen sind" (Bundesministerium für Gesundheit, 2017, S. 111).

Die BLIKK-Studie empfiehlt abschließend, einen besonderen Wert auf die Erforschung einer frühkindlichen Smartphone-Nutzung, die Entwicklung der Kinder und mögliche Risiken zu legen (Bundesministerium für Gesundheit, 2017).

„Basierend auf den vorliegenden BLIKK-Datenauswertungen, lässt sich auf der Basis von Eigenangaben (der Eltern, und der Jugendlichen selbst) eine Problematik im Umgang mit elektronischen Medien abbilden, die zeigt, dass die Nutzung elektronischer Medien von mehr als 30 Minuten täglich in der U7 bis zur U9 mit Entwicklungsstörungen (der Konzentration, der Sprache, der Hyperaktivität) und in der U10/U11 mit Entwicklungsstörungen (der Konzentration, der Hyperaktivität) sowie in der J1 insbesondere mit Konzentrationsstörungen einhergehen können" (Bundesministerium für Gesundheit, 2017, S. 120). Und weiter heißt es, „Bei den zukünftig dann realisierten pädagogischen Frühfördermaßnahmen ist auf der Basis der BLIKK-Ergebnisse auf eine besondere Einbindung der Jungen zu achten" (Bundesministerium für Gesundheit, 2017, S. 121).

4.5 Fazit der nationalen Studien

Die miniKIM Studie zeigt, dass die Smartphone-Nutzung bei Kindern unter 6 Jahren noch sehr gering ist (5% nutzen es einmal die Woche). Andere Aktivitäten überwiegen, wie draußen spielen, Bücher lesen und fernsehen. Internet und Computer spielen bei den 2- bis 5-Jährigen eine untergeordnete bis gar keine Rolle. Allerdings zeigt die 100%ige Nutzung der Eltern von Computern und Internet, dass der Einfluss der digitalen Medien bereits bei ihnen, aber bei Ihren Kindern im Jahre 2014 in Deutschland noch nicht angekommen ist (Feirabend, Plankenhorn, & Rathgeb, 2015).

Die DIVSI-Studie ein Jahr später zeigt, dass das Internet eine hohe Alltagsbedeutung erreicht hat. Digitale Geräteausstattung in Kinderzimmern ist in allen beschriebenen Milieus vergleichbar hoch, der Gerätebesitz hängt somit nicht mehr vom Einkommen der Eltern ab. Die Smartphone-Nutzung steigt mit dem Alter der Kinder kontinuierlich an, es bestehen aber bereits große Unterschiede zwischen den 3-Jährigen und 4- bis 6-jährigen Kindern. Eine starke Assoziation besteht zwischen dem Digitalisierungsgrad und den Einstellungen der Eltern zum Thema „Internet und Smartphone" und dem Nutzungsverhalten der Kinder. Die Intensität der Smartphone-Nutzung ist ebenfalls bildungsabhängig: Je geringer der Bildungsgrad der Eltern, desto höher ist die Nutzungsdauer der Kinder bezüglich Smartphones. Bei der Nutzungsdauer und dem Nutzungsverhalten von Jungen und Mädchen, kann die Studie keine großen Geschlechtsunterschiede feststellen. Was die Studie allerdings zeigt, je geringer die Bildung der Eltern ist, desto weniger begleiten sie ihre Kinder in der digitalen Welt. Die Eltern beschreiben zudem, dass die Risiken des Internets gegenüber den Chancen überwiegten. Weiterhin bemerkten die Eltern, dass Regeln und Verbote dafür verantwortlich sind, dass die Kinder Smartphones nicht noch mehr nutzten. Der Bedarf an Beratungsangeboten hängt ebenfalls vom Bildungsgrad der Eltern ab. Niedrig gebildete Eltern geben ihre Erziehungsverantwortung dazu gerne an staatliche Institutionen und Betreuungseinrichtungen ab. Haupterkenntnis der Studie ist zudem, dass die zur Verfügung stehende Freizeit der Kinder oft Medienzeit bedeutet. Innerhalb des Milieus der unbekümmerten Hedonisten (eher niedriger gebildet, stammen aus niedrigen Einkommensschichten) zeigen die Kinder ein vergleichsweise hohes Nutzungsverhalten bei dem Gebrauch von Smartphones. Dabei sind bereits die Kinder im Alter von 3 bis 8 Jahren circa 1 Stunde am Tag mit dem Smartphone beschäftigt. Abschließend sei an dieser Stelle erwähnt, dass die Studie keine gesundheitlichen Gefahren der Kinder beschreibt. Die wahrgenommenen Risiko-Faktoren sind vor allem inhaltlicher Natur, wie nicht kindgerechte Inhalte und Darstellungen von Gewalt, Pornographie und die Sicherheit von Daten und der Privatsphäre im Internet (Deutsches Institut für Vertrauen und Sicherheit im Internet, 2015).

Die FIM-Studie 2016 offenbart, dass vor allem die Frauen für die Kindererziehung zuständig sind. Mütter sind Hauptansprechpartner der Kinder, auch in Sachen digitale Medien und Inhalte. Aus Sicht der Kinder hat sich das Konfliktpotenzial in Bezug auf Medien innerhalb der Familien erhöht. Regeln zum digitalen Spielen mit den Geräten sind vorhanden, nur die Smartphone-Nutzung wird auffällig wenig durch die Eltern reglementiert. Medieninhalte sind Gesprächsthemen in Familien geworden, das Fernsehen dominiert dabei auch im Jahre 2016 den Konsum. Die familiären Kommunikationswege verändern sich seit dem Jahr 2011 deutlich, Kommunikation über das Smartphone übernimmt langsam die familiäre Kommunikation und Organisation. Für 2/3 der Eltern von 3- bis 5-Jährigen hat das Smartphone eine sehr wichtige Bedeutung erlangt. 2016 ist die Smartphone-Ausstattungsrate in den Familien im Vergleich zu anderen digitalen Geräten gestiegen. Die Hauptmediennutzung ist trotzdem vor allem Fernsehen schauen. 1/4 der Kinder zwischen 3 und 5 Jahren schauen regelmäßig in ihrer Freizeit Fotos oder Videos auf dem Smartphone. Medienerziehungskompetenz ist abhängig von Bildungsgrad und Alter der Eltern. Über die Hälfte der Eltern sehen die Entwicklung der Smartphone-Nutzung bezüglich des Einflusses auf das Familienleben zwiespältig. Sie sehen sich als hauptverantwortlich für den Schutz der Kinder vor negativen Einflüssen der digitalen Welt (Feierabend, Plankenhorn, & Rathgeb, 2017).

Die BLIKK-Studie belegt, dass im Jahr 2017 das Smartphone und das Internet den höchsten Alltags-Stellenwert bei den Erziehungsberechtigten erreicht haben. Der Fernseher und der Computer haben an Stellenwert verloren. Der Fernsehkonsum bei 2- bis 5-Jährigen kann mit über 30 Minuten täglich beziffert werden. Dabei nutzen nur 3,4% der Kinder in diesem Alter das Smartphone über 30 Minuten pro Tag. Allerdings in Nutzungskombination aus Fernsehen und Smartphone steigt der Konsum von rund 23% bei den 2-Jährigen bis 68% bei den 5-Jährigen an (über 30 Minuten Nutzung am Tag). Elektronische Medien werden zum Teil als Erziehungsinstrument eingesetzt. Von 90% der Eltern wird kein Beratungsbedarf zur Smartphone-Nutzung angegeben. Erhebliche gesundheitliche Folgen und Effekte für die Kinder bestehen laut Studie bezüglich Sprachentwicklungsstörungen und Hyperaktivität bei einer Smartphone-Nutzung von über 30 Minuten täglich, besonders bei Jungen. Zudem konnte die Studie die Auswirkungen auf einen steigenden BMI bei Kindern von 7-14 Jahren in Verbindung mit erhöhter Mediennutzung statistisch belegen. Die Studie zeigt deutlich, dass die vorgeschlagenen Nutzungszeiten für elektronische Medien der BZgA zum Teil deutlich überschritten werden. Laut BLIKK-Studie ist eine Langzeitstudie dringend erforderlich, um die Risiken einer frühkindlichen Gefährdung erforschen und besser verstehen zu können (Bundesministerium für Gesundheit, 2017).

5 Internationale Studien

Die Studienrecherche für das Jahr 2014 und 2015 ergab zwei Studien, die sich zum Thema „Smartphone-Nutzung in der Kindheit und deren Auswirkungen auf das Verhalten und der Interaktion von Eltern und Kindern" miteinander beschäftigten. Im Jahr 2016 sind vier Studien zum Thema erschienen. Im Jahr 2017 ist eine Studie veröffentlicht worden. Im Jahr 2018 wird auf eine Studie und einen wissenschaftlichen Artikel verwiesen.

5.1 Patterns of mobile device use by care-givers and children during meals in fast food restaurants

Autoren: (Radesky J. , et al., 2014), Alter der Kinder und Ort: Kleinkinder und Kinder im Vorschulalter, Boston, USA

In der Studie im Jahr 2014 um Dr. Radesky vom Boston Medical Center (USA), wurden 55 Erwachsene Personen beim Essen in Fast Food Restaurants in den USA mit jeweils einem oder mehreren Kindern im Kleinkindalter oder Vorschulalter beobachtet. Die Feldnotizen der Beobachter der Studie enthielten insbesondere alle Aspekte, wie typische Muster des Gebrauchs von mobilen Geräten und das Verhalten von Kindern und Betreuern während des Essens untereinander. Feldnotizen wurden dann einer qualitativen Analyse unterzogen, um gemeinsame Muster der Verwendung von mobilen Geräten zu identifizieren. Die Ergebnisse zeigten, dass von den 55 erwachsenen Personen 40 Personen Smartphones oder andere mobile Geräte während ihrer Mahlzeit benutzten. Das dominierende Gerät war das Smartphone. Das auffälligste Verhaltensmuster, das sich auf die Nutzung von mobilen Geräten und die Interaktion zwischen Erwachsener und Kind zeigte, war die Versunkenheit der Erwachsenen in den genutzten Geräten. Dabei galt das Ausmaß der Versunkenheit, auch als Absorptionsgrad benannt, primär dem Gerät, und nicht dem Kind. Dies zeigte sich insbesondere durch die Häufigkeit, Dauer und Art der Geräteverwendung. Die Reaktion des Kindes auf die Geräte-Verwendung durch den Erwachsenen, zeigte sich von der Selbstunterhaltung des Kindes bis hin zur Forderung nach Aufmerksamkeit durch das Kind. Zudem auch durch die getrennte oder gemeinsame Nutzung von den Geräten durch das Kind selbst. Stark versunkene Erwachsene zeigten dabei oft harte, schroffe Reaktionen auf die Forderung nach Aufmerksamkeit durch das Kind/die Kinder. Zusätzlich wurden eine Reihe von weiteren Anwendungsmustern für mobile Geräte im Kontext dokumentiert, die sich durch unterschiedliche Versunkenheitsgrade kennzeichneten (Radesky J. , et al., 2014).

5.2 Maternal mobile device use during a structured parent-child interaction task

Autoren: (Radesky, et al., 2014), Alter der Kinder und Ort: 6 Jahre, USA

Eine weitere Studie von Dr. Radesky vom Boston Medical Center (USA), umfasste 225 einkommensschwache Mutter-Kind-Paare. Als die Kinder rund sechs Jahre alt waren, wurden die Zweierpaare per standardisierter Videoaufzeichnung dabei gefilmt, vertraute und unbekannte Nahrungsmittel zu probieren, um festzuhalten, wie Mütter und Kinder miteinander interagieren. Die Videoaufnahmen wurden auf der Grundlage untersucht, ob die Mütter spontan ein mobiles Gerät benutzen oder nicht. Zudem wurde die mütterliche verbale und nonverbale Kommunikation mit dem Kind erfasst. Statisch wurde ausgewertet, ob ein Zusammenhang zwischen Gerätenutzung und Nahrungsaufnahme der unterschiedlichen Nahrungsmittel bestand. Die Mütter waren im Durchschnitt 31,3 Jahre alt, und 23,1% nutzen spontan ihr mobiles Gerät. Die Verwendung des Gerätes war nicht mit den mütterlichen Eigenschaften verbunden, wie Alter, Ethnizität, Bildungsstand, depressiven Symptomen oder einem Erziehungsstil. Mütter mit Gerätegebrauch initiierten weniger verbale und nonverbale Interaktionen mit ihren Kindern als Mütter, die kein Gerät verwendeten, gemittelt über alle Nahrungsmittel hinweg. Dieser Zusammenhang von Gerätenutzung und verminderter verbaler und nonverbaler Kommunikation war am stärksten bei der Vorstellung bei unbekannten Nahrungsmittel.

Zusammenfassend lässt die Studie den Schluss zu, dass die Verwendung mobiler Geräte üblich ist und dass dadurch die Interaktionen mit Kindern, insbesondere in nonverbalen Interaktionen, verringert wird. Wie diese Studie während einer strukturierten Interaktionsaufgabe zeigte. Die Studie gibt allerdings auch zu bedenken, dass weitere Forschung notwendig ist, um zu verstehen, wie sich der Gerätegebrauch auf das Zusammenspiel von Eltern und Kindern in einer natürlichen Umgebung auswirkt (Radesky, et al., 2014).

5.3 Exposure and Use of Mobile Media Devices by Young Children

Autoren: (Kabali, et al., 2015), Alter der Kinder und Ort: 0-4 Jahre, Pennsylvania, USA

Bei der vorliegenden Studie aus 2014 handelt es sich um eine Querschnittstudie aus Pennsylvania, USA. Hierbei wurde der Umgang und die Verwendung von digitalen Geräten bei 350 Kindern zwischen sechs Monaten und vier Jahren in einer Kinderklinik einer städtischen, einkommensschwachen Minderheitsgemeinschaft, per Umfrage der Eltern, abgefragt.

In den meisten Haushalten befanden sich Fernsehgeräte (97%), Tablets (83%) und Smartphones (77%). Mit 4 Jahren hatten 50% der Kinder einen eigenen Fernseher und 75% ein eigenes Mobilgerät. Die Studie kam außerdem zu dem Ergebnis, dass fast alle Kinder (96,6%) mobile Geräte benutzen, und die meisten begannen bereits vor dem 1. Lebensjahr damit. Zusätzlich ermittelte die Studie, dass 70% der Eltern ihren Kindern bei Hausarbeiten Geräte gaben. 65% der Eltern gab ihren Kindern Geräte in die Hand, um diese ruhig zu stellen. 29% der Eltern gab den Kindern die mobilen Geräte beim Schlafen gehen. Im Alter von 2 Jahren benutzten die meisten Kinder täglich ein Gerät und verbrachten vergleichbare Zeit mit Fernsehgeräten und Mobilgeräten. Die meisten der 3- bis 4-Jährigen verwendeten Geräte ohne Hilfe der Eltern, und 1/3 der Kinder beschäftigte sich mit den Geräten oft gleichzeitig (Medien-Multitasking). Anwendungen, wie YouTube und Netflix, waren bei den Kindern besonders beliebt. Es bestand bei den Studienergebnissen kein Zusammenhang zwischen der ethnischen Zugehörigkeit oder dem Erziehungsstil der Eltern und dem Gerätebesitz /der Verwendung digitaler Geräte durch die Kinder, dem Alter der Erstverwendung oder gar der täglichen Nutzungsintensität. Zusammenfassend zeigt die Studie, dass die Nutzungsmuster auf eine frühe Einführung, häufigen und unabhängigen Gebrauch der Geräte sowie Medien-Multitasking hinweisen (Kabali, et al., 2015).

5.4 Influence of smartphone addiction proneness of young children on problematic behaviors and emotional intelligence: Mediating self-assessment effects of parents using smartphones

Autoren: (Cho & Lee, 2015), Alter der Kinder und Ort: 1-6 Jahre, Süd-Korea, 2015

In dieser südkoreanischen Studie wurden die Auswirkungen von Smartphone-Sucht-Anfälligkeit von kleinen Kindern (im Alter von 1-6 Jahren) auf problematische Verhaltensweisen und emotionale Intelligenz hin überprüft. Diese Studie richtete sich an Eltern mit Kindern unter 6 Jahren, die Kindergärten und Tagespflegeeinrichtungen in Ballungsräumen besuchten. Die Studie wurde mit Hilfe einer Umfrage an 500 Eltern von Kindern in passendem Alter im Dezember 2014 durchgeführt. Die Fragebögen sollten nur ausgefüllt werden, wenn die Kinder Smartphones benutzten. Von diesen wurden 342 abgeschlossene Umfragen zurückgegeben. Hauptuntersuchungsthematik war, ob die elterliche Selbstreflektion ihrer Smartphone-Nutzung die Art der Smartphone-Abhängigkeit, das Verhalten und die emotionale Intelligenz ihrer Kinder beeinflusst.

Die Studie ergab, dass die Neigung zur Smartphone-Sucht einher geht mit alltäglichen Zwangsstörungen, wie freiwilliger Isolation und Persönlichkeitsstörungen. Dabei ergab die Studie zudem, dass die Unterschiede der alltäglichen Störungen vom Alter der Eltern abhängen und ein Zusammenhang zwischen dem freiwilligen Isolationsgrad und den Berufen der Eltern besteht. Auch hängt die Persönlichkeitsverzerrung von den akademischen Hintergründen der Eltern ab. Zudem bestehen Unterschiede bei den Auswirkungen der Smartphone-Nutzung bei Kleinkindern, bei den Persönlichkeitsstörungen und dem täglichen Nutzen des Smartphones, je nach Aufsichts-und Kontrollverhalten der Eltern. Alle Suchttendenzen haben signifikante Auswirkungen auf das Auftreten von problematischen Verhaltensweisen und negative Auswirkungen auf die emotionale Intelligenz der Kinder. Je größer der Grad der Selbstreflektion der Eltern bezüglich ihrer Smartphone-Nutzung ist, desto geringer ist der Einfluss der Nutzung von Smartphones von den Eltern auf eine Smartphone-Suchtabhängigkeit oder problematisches Verhalten der Kinder. Die Studie legt somit Nahe, dass die selbstreflexive Einstellung der Eltern zur eigener Smartphone-Nutzung den negativen Auswirkungen der Smartphone-Übernutzung der Kleinkinder positiv entgegenwirken kann (Cho & Lee, 2015).

5.5 Parent Perspectives on Their Mobile Technology Use: The Excitement and Exhaustion of Parenting While Connected

Autoren: (Radesky J., et al., 2016), Alter der Kinder und Ort: 0-8 Jahre, Boston, USA

Eine weitere Studie von Dr. Radesky, führte 35 detaillierte halbstrukturierte Gruppen- und Einzelinterviews mit englischsprachigen Betreuern von Kindern im Alter von 0 bis 8 Jahren, in Boston (USA) durch. Diese wurden gezielt aus verschiedenen ethnischen Hintergründen, Bildungsstufen und Beschäftigungsstatus ausgewählt. Die Teilnehmer äußerten übereinstimmend ein hohes Maß an interner Anspannungen in Bezug auf ihre eigene Mobiltechnologie-Nutzung, die sich auf drei relevante Themen konzentrierte:

- kognitive Anspannungen (benötigtes Multitasking zwischen Arbeit und Kindern, die zu Informations- und Rollenüberlastung führten),
- emotionale Spannungen (stressinduzierende und -reduzierende Effekte) und
- Spannungen um die Eltern-Kind-Beziehung (Unterbrechung der Familienroutinen durch die Nutzung versus ein Werkzeug zur Wahrung des familiären Friedens) (Radesky J., et al., 2016)

Zusammenfassend beschreiben die Teilnehmer viele interne Konflikte in Bezug auf ihre Nutzung von mobiler Technologie. Die Unterstützung von Eltern durch Präventionsmaßnahmen beim Verständnis solcher emotionaler und kognitiven Reaktionen könnten dazu beitragen, dass sie die technologiebasierten neuen Anforderungen in einer Familie in Einklang bringen (Radesky J., et al., 2016).

5.6 Mothers' views of their preschool child's screen-viewing behavior: a qualitative study

Autoren: (Bentley, Turner, & Jago, 2016), Alter der Kinder und Ort: 2-4 Jahre, Bristol UK

In dieser Studie wurden 26 Mütter aus Bristol, UK, interviewt und die Ergebnisse ausgewertet. Das Alter der Kinder betrug zwischen 2-4 Jahre. Dabei zeigte sich, dass mobile Geräte für die meisten Kinder regelmäßig als eine Form der Bildschirmbetrachtung verwendet wurden. Die Gründe und Einflüsse der von den Müttern beschriebenen mobilen Geräte-Nutzung waren ähnlich denen des Fernsehens. Die Portabilität von den mobilen Geräten führte jedoch dazu, dass sie oft außerhalb des Hauses als Ablenkungsinstrument verwendet wurden. Die Mütter nannten als Grund auch die Multifunktionalität und die Möglichkeit sie als tragbares Fernsehgerät nutzen zu können oder sie zum zielgerichteten Lernen durch Lernspiele und -anwendungen einzusetzen. Obwohl die Mehrheit der Mütter der Meinung war, dass sie Regeln und Einschränkungen für den Gebrauch von Mobilgeräten festlegen müssten, beschrieben viele Mütter, dass die Geräte auch ein notwendiger und unvermeidbarer Teil des Lebens geworden seien. Mütter in dieser Studie suggerierten, dass die Verwendung von mobilen Geräten von Kindern im Vorschulalter üblich sei (Bentley, Turner, & Jago, 2016).

5.7 The Relation Between Use of Mobile Electronic Devices and Bedtime Resistance, Sleep Duration, and Daytime Sleepiness Among Preschoolers

Autoren: (Bentley, Turner, & Jago, 2016), Alter der Kinder und Ort: 3-5 Jahre, Ohio USA, 2016

Die Studie aus dem Jahr 2016 bestand aus einer Stichprobenumfrage unter 402 überwiegend gebildeten und weißen Müttern mit Kindern im Alter von 3 bis 5 Jahren in Ohio, USA. Untersucht wurden die mobile elektronische Geräte-Nutzung und die Schlafenszeit, die Schlafdauer und die Tagesschläfrigkeit der Kinder im Vorschulalter.

Dabei zeigte sich ein Zusammenhang zwischen einer täglichen und abendlichen verstärkten Nutzung von Tablets (und teilweise auch Smartphones) und Schlafstörungen. Andere Formen der mobilen elektronischen Geräte-Anwendung waren nicht durchweg mit Schlafstörungen verbunden. Zudem war das Spielen mit den mobilen Geräten vor dem Zubettgehen mit einer beeinträchtigten Schlafdauer verbunden. Obwohl der Einfluss der Geräte-Nutzung zu den Schlafstörungen klein gewesen war, waren sie größer als die Beziehungen zwischen Schlaf und anderen möglichen störenden Einflüssen in dieser Studie (Nathanson & Beyens, 2016).

5.8 Touchscreen generation: children's current media use, parental supervision methods and attitudes towards contemporary media

Autoren: (Kostyrka-Allchorne, Cooper, & Simpson, 2016), Alter der Kinder und Ort: 3-6 Jahre, UK

Die Studie wurde anhand einer Umfrage an 90 Eltern von 3- bis 6-Jährigen aus einem wirtschaftlich begünstigten Gebiet in Großbritannien durchgeführt. Die Studie zeigte, dass Touchscreen-Geräte bei jungen Kindern immer beliebter werden und dass diese die gleichzeitige Verwendung mehrerer Bildschirme fördern, obwohl das traditionelle Fernsehen die beliebteste Art von Medienplattform unter jungen Kindern ist. Darüber hinaus glauben Eltern in dieser Studie, dass die Auswirkungen von Medien auf Entwicklungsergebnisse im Allgemeinen positiv zu bewerten seien. Sie überwachten jedoch den Inhalt traditioneller und neuer Medien, denen ihre Kinder ausgesetzt sind. Diese Studie ist ein Anzeichen für eine aufkommende gleichzeitige Verwendung mehrerer Bildschirme bei sehr jungen Kindern (Kostyrka-Allchorne, Cooper, & Simpson, 2016).

5.9 Parent Perceptions of Mobile Device Use Among Preschool-Aged Children in Rural Head Start Centers

Autoren: (McCloskey, et al., 2017), Alter der Kinder und Ort: Vorschulalter 0-8 Jahre, Colorado, USA

Die Studie untersuchte die Verwendung mobiler Geräte und zur Verfügung gestellter Applikationen im Vorschulbereich der ländlichen Kinder- und Gesundheits-Zentren des „Head-Start"-Programms der USA. Die Studie zeigte eine relativ hohe Akzeptanz, Verbreitung und Nutzung mobiler Geräte und Anwendungen. Die Studie beschreibt, dass die Geräte eine praktikable Plattform bieten, um Informationen zu Ernährung und Bewegung für dieses Publikum anzubieten. Die Studie kam zu dem Ergebnis, dass es wichtig sein wird, den Umgang der Eltern mit Technologie und Apps sicherzustellen (McCloskey, et al., 2017).

5.10 Electronic Media Exposure and Use among Toddlers

Autoren: (Chang, Park, Yoo, Lee, & Shin, 2018), Alter der Kinder und Ort: 2-5 Jahre, Süd-Korea

Diese Studie ist ein Teil der Internet-Kohorte in Süd-Korea für das Verständnis von Internet-Sucht und Risikofaktoren im frühen Lebensalter (I-CURE). Dabei ist die I-CURE-Studie die erste Langzeitbeobachtungsstudie, in der die Ursachen von Internet-assoziierten Erkrankungen und Störungen bei Kindern und Jugendlichen untersucht wurden.

Die Studienergebnisse zeigen aktuell, dass unter den 390 Kleinkindern der Studie zwischen 2 und 5 Jahren 39,3% fast täglich Fernsehen, während 12,0% der Kinder täglich ein Smartphone benutzten. An Wochentagen sahen 48% der Kinder über eine Stunde fern. An den Wochenenden sahen 63,1% der Kinder über eine Stunde fern. Am Wochenende nutzen 23,4% der Kinder ihr Smartphone für über eine Stunde. 31,3% der Kinder benutzten bereits vor dem 24. Lebensmonat ein Smartphone. Die Studie hat gezeigt, dass TV und Smartphones die beliebtesten digitalen Geräte sind, die von Kleinkindern in Süd-Korea verwendet werden. Die meisten Kleinkinder begannen im Alter von 12 bis 24 Monaten mit der Nutzung von Smartphones (Chang, Park, Yoo, Lee, & Shin, 2018).

5.11 Children's Environmental Health in the Digital Era: Understanding Early Screen Exposure as a Preventable Risk Factor for Obesity and Sleep Disorders.

Autoren: (Wolf, Weiss, & Nino, 2018), Alter der Kinder und Ort: 0-8 Jahre, USA

Der Forschungsartikel aus den USA kommt zu dem Schluss, dass erhöhte frühkindliche Bildschirmnutzung mit verminderten kognitiven Fähigkeiten, verringertem Wachstum, suchterzeugendem Verhalten, schlechter Schulleistung, schlechtem Schlafverhalten und erhöhtem Fettleibigkeitsniveau in Verbindung gebracht werden kann. Die Forschung zu den negativen Auswirkungen einer frühen Bildschirmnutzung nimmt zu, aber weitere epidemiologische Studien sind noch erforderlich (Wolf, Weiss, & Nino, 2018).

5.12 Fazit der internationalen Studien

Die internationalen Studien zeigen vor allem, dass sich die Nutzung von mobilen Geräten, hierbei wird das Smartphone im Besonderen hervorgehoben, bereits im Kleinkindalter manifestiert. Es wird deutlich, dass die Nutzung mobiler Endgeräte weder vom Alter der Eltern, deren Bildungsstand, Einkommen oder Erziehungsstilen abhängig ist. Das Smartphone wird als unverzichtbar und vor allem neben dem beliebtesten Mediengerät, dem Fernseher, parallel von den Kindern genutzt (Kabali, et al., 2015); (Bentley, Turner, & Jago, 2016); (Bentley, Turner, & Jago, 2016); (Bentley, Turner, & Jago, 2016). Das Smartphone ist dabei eine weitere Ergänzung zum gängigen Fernsehkonsum zu sehen. Die vielfach beschriebenen „Multitasking"-Leistungen der Kleinkinder im Umgang mit unterschiedlichen Geräten zeigt, dass das Smartphone den Fernseher nicht ersetzt, sondern sich die Nutzungszeit der Geräte laut Studien summiert. Der Umgang der Eltern mit den mobilen Geräten hat laut Studienlage den größten Effekt auf die Geräte-Nutzung der Kinder. Gerade der hohe Absorptionsgrad, die Versunkenheit mit dem Gerät, wirkt sich auf das bipolare Verhältnis zwischen Erziehungsperson und Kind aus. Vermindert scheint auch die verbale und nonverbale Kommunikation, sobald mobile Geräte bi der Interaktion zwischen Eltern und Kind ins Spiel kommen (Radesky, et al., 2014).

Dabei hat die Selbstreflektion der Eltern zur eigenen Geräte-Nutzung einen Einfluss auf die Suchtprävalenz und das Verhalten der Kinder im Umgang mit den Geräten. Dabei kann die Selbstreflektion der Eltern bereits präventiv auf eine Suchtprävalenz der Kinder wirken (Cho & Lee, 2015). Dass Eltern einen höheren Anforderungsstress beim Bewältigen neuer Erziehungsaufgaben in Verbindung mit dem Gebrauch mobiler Geräte ausgesetzt sind, aber zugleich die Nutzung als unvermeidbar bezeichnen, wird in den internationalen Studien ebenfalls deutlich (Radesky J., et al., 2016).

6 Tabellarische Gegenüberstellung der Studien

Im Folgenden werden alle in dieser Bachelorarbeit beschriebenen Studien in Tabellenform gegenübergestellt.

Studie (Kapitel)	Titel	Gefährdung durch	Mögliche gesundheitliche Auswirkungen
4.1	2014 – miniKIM - Studie	steigendes Mediennutzungsverhalten	Nicht benannt
4.2	2015 – Digitale Milieu-Studie DIVSI - U9	niedriges Bildungsniveau der Eltern und Intensität Smartphone-Gebrauch der Kinder 1h tägliche Smartphone-Nutzung Risiken durch nicht kindgerechte Inhalte fehlende Freizeit	Persönlichkeitsstörungen Mobbing Datenmissbrauch Verstörtheit körperliche Auswirkungen noch unklar
4.3	2016 – FIM - Studie	Konflikte innerhalb der Familie Risiken durch Inhalte keine reglementierte Smartphone-Nutzung	Nicht benannt
4.4	2017 – BLIKK - Studie	Fernseh- und Smartphone-Nutzung >0,5 h /Tag	erhebliche Sprachentwicklungsstörungen steigende Hyperaktivität besonders Jungen gefährdet erhöhter BMI (bei 7-14 Jahren)
5.1	Patterns of mobile device use by care-givers and children during meals in fast food restaurants	Absorption Ablenkung	Nicht benannt
5.2	Maternal mobile device use during a structured parent-child interaction task	verringerte verbale und nonverbale Interaktion	Nicht benannt

Tabellarische Gegenüberstellung der Studien

Studie (Kapitel)	Titel	Gefährdung durch	Mögliche gesundheitliche Auswirkungen
5.3	Exposure and Use of Mobile Media Devices by Young Children	vor 1. Lebensjahr mobile Geräte-Nutzung Nutzung der Geräte im Multitasking-Modus durch Kinder	Nicht benannt
5.4	Influence of smartphone addiction proneness of young children on problematic behaviors and emotional intelligence: Mediating self-assessment effects of parents using smartphones	das Verhalten der Eltern fehlende Selbstreflektion der Eltern Suchtverhalten der Eltern bezüglich Nutzung	Smartphone-Sucht/-Abhängigkeit Freiwillige Isolation Störung der emotionalen Intelligenz Persönlichkeitsstörungen Verhaltensauffälligkeiten
5.5	Parent Perspectives on Their Mobile Technology Use: The Excitement and Exhaustion of Parenting While Connected	emotionale Überforderung der Eltern familiäre Konflikte Geräte als Erziehung	Nicht benannt
5.6	Mothers' views of their preschool child's screen-viewing behavior: a qualitative study	Nutzung Smartphone und Fernsehen parallel Nutzung bereits mit 2-4 Jahren Nutzung Smartphone und Fernsehen identisch	Nicht benannt
5.7	The Relation Between Use of Mobile Electronic Devices and Bedtime Resistance, Sleep Duration, and Daytime Sleepiness Among Preschoolers	Nutzung von mobilen Geräten vor dem Zu-Bett-gehen	Schlafstörungen beeinträchtigte Schlafdauer
5.8	Touchscreen generation: children's current media use, parental supervision methods and attitudes towards contemporary media	gleichzeitige Verwendung von Bildschirmmedien	Nicht benannt

Studie (Kapitel)	Titel	Gefährdung durch	Mögliche gesundheitliche Auswirkungen
5.9	Parent Perceptions of Mobile Device Use Among Preschool-Aged Children in Rural Head Start Centers	keine benannt	Nicht benannt
5.10	Electronic Media Exposure and Use among Toddlers	Smartphone-Nutzung bereits zwischen 12-24 Monaten Smartphone-Nutzung >1h/Tag	Nicht benannt
5.11	Children's Environmental Health in the Digital Era: Understanding Early Screen Exposure as a Preventable Risk Factor for Obesity and Sleep Disorders.	frühe Nutzung von Bildschirmmedien	schlechte kognitive Fähigkeiten, verringertes Wachstum, suchterzeugendes Verhalten, schlechte Schulleistung schlechtes Schlafverhalten erhöhtes Fettleibigkeitsniveau

Tabelle 3: Tabellarische Darstellung der Studienergebnisse

Von insgesamt 15 betrachteten nationalen und internationalen Studien zum Mediennutzungsverhalten von Kleinkindern und Kindern im Kita- und Vorschulalter beschreiben 14 Studien eine Gefährdung. Dabei sind drei Szenarien auffällig: Die frühkindliche Nutzung von mobilen Bildschirmgeräten, wie dem Smartphone, die hohe Nutzungszeit der Geräte und die Multitasking-Nutzung der Kinder mehrerer Geräte. Zudem werden andere Risiken, Konflikte und Verhaltensstörungen und Auffälligkeiten beschrieben, die auftreten, wenn Kinder und Eltern Geräte nutzen. Es zeigt sich hierbei, dass die Folgen noch unbekannt und unerforscht sind. Allein nur 5 Studien weisen darauf hin, welche Auswirkungen das Nutzungsverhalten auf die Gesundheit der Kinder haben kann. Die Mehrzahl alle Studien beschreiben ein Zu viel an Medienkonsum in der frühen Kindheit.

Fast alle internationalen Studien beschreiben allerdings, dass die Effekte und Auswirkungen, vor Allem in Langzeitstudien untersucht und weiter erforscht werden müssen, um genaue Aussagen bezüglich der gesundheitlichen Auswirkungen und Gesundheitsgefahren zu entwickeln. Gerade im Hinblick auf Gefahren für die kognitiven Fähigkeiten, verringertes Wachstum, suchterzeugendes Verhalten, schlechte Schulleistung, schlechtes Schlafverhalten und erhöhtes Fettleibigkeitsniveau fehlen Langzeitstudien von Kindern im Vorschulalter und jünger.

7 Hypothesenabgleich

Die eingangs in Kapitel 2.5 Hypothesenbildung aufgestellte Hypothese kann nach Betrachtung der vorliegenden Studienarbeiten und Studienanalysen nur teilweise verifiziert werden. Die Nutzung von Smartphones in der Lebenswelt von Kindern im Alter von null – sechs Jahren zeigt viele unterschiedliche Effekte auf, die insbesondere bei einem Zu viel an Medienkonsum eine Gefährdung darstellen können. Gerade Kinder aus sozial schwachen Milieus werden von ihren Eltern nicht ausreichend in der digitalen Welt begleitet. Auch zeigen Eltern aus sozial schwächerem Milieu, dass die Reglementierung der Nutzungszeiten und Nutzungsgewohnheiten geringer ausfällt als in sozial besser gestellten Milieus und das eigene Nutzungsverhalten eine Selbstreflektion bedarf. Dabei können mögliche gesundheitliche Folgen vielschichtig ausfallen, die bis heute noch nicht im Detail geklärt sind.

8 Ergebnisse im Hinblick auf präventive Leistungen und Maßnahmen

Die Studien belegen, die Zielgruppe präventiver Maßnahmen kann vor allem in Deutschland detailliert beschrieben werden: Bildungsschwache Eltern, vor allem Mütter, da diese die Haupterzieher und Hauptansprechpartner der Kinder sind, im niedrigen Einkommensniveau, die ihr eigenes Nutzungsverhalten aufgrund hoher Nutzungszeiten anpassen müssen (Vorbildfunktion). Zudem zeigen einige Studien, dass Frauen anfälliger für ein Suchtverhalten sind, „Junge Frauen tragen generell ein höheres Risiko eine Art Smartphone-Sucht zu entwickeln, dies hängt vor allem mit der Nutzung von Messenger-Kanälen wie WhatsApp zusammen" (Montag, 2018, S. 19).

In Bezug auf geschlechtsspezifische Zielgruppen der Kinder müssen vor allem Jungen in den Fokus gerückt werden. Sie sind, wie in der aktuellen BLIKK-Studie dokumentiert, deutlich häufiger von Sprach- und Verhaltensstörungen betroffen als Mädchen (siehe dazu Kapitel 4.4 2017 – BLIKK - Studie).

Weiterhin ist die Aufklärung mit Hilfe von Präventionsangeboten notwendig. Bezüglich dem Zusammenhang von Nutzungszeiten und den möglichen Folgen, wie Suchtverhalten, Verhaltensstörungen, Sprachentwicklungsstörungen, muss Prävention vor allem auch Alternativen aufzeigen, und „echtes Spielen" der Kinder fördern, denn echtes Spielen hat große Bedeutung für die Hirnreifung der Kinder, verbessert grobmotorische Leistungen und schult die sozialen Kompetenzen der Kinder. Mit echtem Spielen ist ausreichend körperliches Spielen, welches alle Sinne und Interaktionen bedingt, gemeint (Montag, 2018). Prävention muss somit insbesondere im Setting der Familie und den Kitas beginnen. Eine frühe Sensibilisierung für das Thema der digitalen Mediennutzung kann bereits in den frühkindlichen Programmen von Kinderärzten und Hebammen erfolgen.

9 Fazit

Ob und wie Kinder im Kita- und Vorschulalter Smartphones nutzen, ist keine wissenschaftliche Fragestellung mehr, sie tun es. Das Nutzungsverhalten und die Nutzungsdauer ist allerdings von vielerlei Faktoren abhängig. Hauptfaktor ist vor allem die Nutzungsgewohnheit der Eltern, bzw. der Erziehungsberechtigten. Die Studien, national und international, zeigen zudem, dass sich das Nutzungsverhalten bezüglich des Medienkonsums in den letzten vier Jahren verändert hat. Der hohe Fernsehkonsum bei Kindern wird zusätzlich ergänzt von den neuen digitalen Geräten, die nun auch Einzug in die Lebenswelten von Kindern genommen haben. Das Medienkonsumverhalten von Kindern ist weitestgehend bekannt. Gerade die DVISI-Milieu-Studie zeigt, dass das Konsumverhalten, auch in der digitalen Welt, Besonderheiten aufzeigt und Abhängigkeiten zu Bildungsstand, Einkommen und Nutzungsverhalten im Umgang mit der digitalen Medienreglementierung bestehen. Aber auch die Einstellung der Eltern zu digitalen Medien und dem Internet hat einen erheblichen Einfluss darauf, ob und wie Kinder die digitale Welt begreifen, nutzen und werten. Gerade die funktionalen und mobilen Eigenschaften des Smartphones begründen, warum das Smartphone seit 2017 aus dem Familienleben nicht mehr weg zu denken ist und gar als nicht mehr zu missendes Organisations-, Kommunikations-, und Freizeitkonsummedium von allen Familienangehörigen benutzt wird. Dabei geben die Studien bereits einen Einblick in mögliche gesundheitliche Gefahren, die durch ein „Zu viel" von Konsum auf die Kinder zu erwarten sind. Die gesundheitlichen Gefahren können dabei vielschichtig ausfallen.

Die Folgen sind aufgrund der noch nicht vorhandenen Langzeitstudien bisher nicht im Detail erforscht, allerdings geben die Studien bereits Hinweise, die ernst zu nehmen sind. Neben den gesundheitlichen Auswirkungen steht insbesondere die „verlorene" freie Zeit der Kinder im Fokus der Untersuchungen. Durch die zunehmende Nutzungszeit von Fernsehen und Smartphone, steht den Kindern weniger Zeit zum Spielen, Lernen und Entdecken der realen Welt zur Verfügung, und diese Auswirkungen können weitaus differenzierter ausfallen. Der vielfach verwendete Begriff der Medienkompetenz darf nicht mit dem Verständnis der Funktion und der Fähigkeit der Bedienung von digitalen Geräten verwechselt werden. Vielmehr zeigen die Studien, dass Medienkompetenz eine Selbstreflektion der Eltern der eigenen Nutzung beinhaltet. Leben die Kinder in einer Umgebung, in der das Konsumverhalten mit Smartphones unkontrolliert und übermäßig erfolgt, ist die Wahrscheinlichkeit einer gesundheitlichen Störung der Kinder hoch. Konzentrationsstörungen,

Sprachentwicklungsstörungen und Hyperaktivität sind ernst zu nehmende Entwicklungsstörungen.

9.1 Diskussion

In dieser Arbeit kann nicht auf alle weiteren vorhandenen Studien eingegangen werden, die sich mit der Gesundheitsgefährdung älterer Kinder und Jugendlicher beschäftigen. Diese zu untersuchen würde den Rahmen der vorliegenden Arbeit bei Weitem überschreiten. Zu beachten ist zudem, dass diese Arbeit auf der vorhandenen Studienlage bis einschließlich Ende Juni 2018 basiert. Aufgrund der Tatsache, dass die Ergebnisse der aktuellen Gesundheitsberichterstattung des Bundes, im März 2018 veröffentlicht im Ergebnis-Journal der KIGGS Welle 2 (Studie zur Gesundheit von Kindern und Jugendlichen in Deutschland) keinerlei Hinweise auf das Thema Smartphone bzw. Mediennutzung in Zusammenhang einer Gesundheitsgefährdung der Kindergesundheit erhält, sind keine Vergleiche dieser Studienuntersuchung mit möglichen empirischen Krankheitsbefunde möglich.

Ebenfalls im März 2018 veröffentlichte die Drogenbeauftragte der Bundesregierung auf Grundlage der Ergebnisse der BLIKK-Studie zusammen mit der Deutschen Akademie der Kinder und Jugendmedizin (DAKJ) eine Pressemitteilung mit ihren fünf wichtigsten Empfehlungen:

1. „Machen Sie sich bewusst: Sie sind Vorbild für Ihr Kind, es wird Sie nachahmen.
2. Nutzen Sie Bildschirmmedien nicht zur Belohnung, Bestrafung oder Beruhigung.
3. Wählen Sie ruhige, altersgerechte Fernsehsendungen ohne Gewalt aus; überlassen Sie die Fernbedienung nicht Ihren Kindern.
4. Stellen Sie klare Regeln auf und begrenzen Sie die Bildschirmmediennutzungszeit vor dem Einschalten.
5. Wenn Ihr Kind das reale Leben vernachlässigt: Suchen Sie professionelle Hilfe" (Die Drogenbeauftragte der Bundesregierung, 2018, S. 2).

Zu diskutieren wäre, warum hierbei leider nicht auf eine klare Altersdefinition eingegangen worden ist und die Eltern von Kleinkindern nicht angesprochen werden ihren Medienkonsum zu hinterfragen oder gar einzustellen.

Weiterhin wäre ein inhaltlicher Abgleich bestehender Präventionsangebote in Deutschland zum Thema „Nutzung digitaler Medien in den Lebenswelten von

Kindern" von besonderem Interesse. Allerdings kann dies in dieser Bachelorarbeit aufgrund der Menge an unterschiedlichen Angeboten, Dienstleistern und Zielsystemen nicht mehr erfolgen.

Ebenso ist eine Analyse besehender Studien zum Thema der Mediennutzung im Erwachsenen-Alter nicht Teil dieser Bachelorarbeit geworden. Dabei stehen auch erwachsene Menschen der Aufgabe gegenüber ihren Medienkonsum zu reflektieren. Eine umfassende Nutzeranalyse von Alexander Markowitz der Universität Bonn beispielsweise, legte bereits 2015 dar, dass erwachsene Menschen ihr Smartphone im Durchschnitt 53-mal am Tag aktivierten. Dies konnte anhand einer eigens dafür entwickelten APP zur Analyse des Nutzerverhaltens an über 300.000 Teilnehmern, die diese APP „Menthal" auf Ihrem Smartphone installiert hatten, nachgewiesen werden. Als ein Ergebnis wurde genannt, dass die Teilnehmer der Studie im Durchschnitt alle 18 Minuten ihre aktuelle Tätigkeit, sei es die Arbeit, das Studium, durch Smartphone-Nutzung unterbrachen. Die tägliche Nutzungszeit wurde mit 2,5 Stunden ermittelt. Weiterhin konnte auf Grundlage dieser APP bei allen 17- bis 25-jährigen Teilnehmern eine 3 stündige Beschäftigung mit dem Smartphone pro Tag nachgewiesen werden. Zeit, die für alle anderen Tätigkeiten wie Ausbildung, Studium und Freizeit verloren geht (Universität Bonn, 2015).

Der Psychologe Christian Montag, der seit vielen Jahren die Internet-und Smartphone-Sucht erforscht, spricht in seinem Buch „Homo Digitalis" bereits über die klassisch konditionierte Handlung bezüglich bestimmter Smartphone-Nutzungen. Die Handlung, das Smartphone in bestimmten Situationen aus der Hosentasche zu ziehen, wie beispielsweise zur Überbrückung der Langeweile beim Warten auf den Bus an der Bushaltestelle, eine Art Smartphone-Reflex, braucht einige Wochen großer Willensanstrengungen, um diesen Reflex wieder abzugewöhnen (Montag, 2018).

Gerade die Gefahr eine Smartphone-Sucht, eine Abhängigkeit von den digitalen Geräten und von ihren Funktionsmöglichkeiten, zu entwickeln, steigt. Allerdings, da sind sich Psychologen und Therapeuten einig, bei einer fast 100%igen Verbreitung und Abdeckung innerhalb der Bevölkerung wird eine Sucht-Therapie fast unmöglich, da auf das Gerät nicht oder kaum verzichtet werden kann, beispielsweise aus beruflichen Gründen (Montag, 2018).

Nicht ohne Grund rät die BZgA von der Bildschirmnutzung in den ersten 3 Lebensjahren ab: „In den ersten drei Lebensjahren wird daher von der Nutzung jeglicher

Bildschirmmedien, wozu auch Smartphones gehören, abgeraten." (Bundeszentrale für gesundheitliche Aufklärung, 2016)

9.2 Ausblick

Zukünftig werden insbesondere die körperlichen und psychischen Auswirkungen der neuen digitalen Medienwelt besser verstanden werden können. Insbesondere die Langzeitstudien werden detaillierte Hinweise auf konkrete gesundheitliche Folgen geben. Gerade auf internationaler Ebene werden in Süd-Korea Kohorten-Langzeitstudien vorbereitet (Chang, Park, Yoo, Lee, & Shin, 2018), die eine differenzierte Betrachtung altersspezifischer Auswirkungen der Nutzung von Smartphones ermöglichen können. Mit Hilfe dieser Langzeiterhebungen können dann exaktere Aussagen getroffen und Empfehlungen ausgesprochen werden, welche Kausalitäten zwischen Nutzung von Smartphones und dem Auftreten von Krankheiten und Störungen bestehen. Auch die nationalen Studien bieten eine gute Basis für empirische Langzeituntersuchungen.

Literaturverzeichnis

Ametsreiter, D. H. (2017). *Smartphone-Markt: Konjunktur und Trends.* Abgerufen am 30. Mai 2018 von https://www.bitkom.org/Presse/Anhaenge-an-PIs/2017/02-Februar/Bitkom-Pressekonferenz-Smartphone-Markt-Konjunktur-und-Trends-22-02-2017-Praesentation.pdf

Bentley, G. F., Turner, K. M., & Jago, R. (2016). *Mothers' views of their preschool child's screen-viewing behaviour: a qualitative study.* Abgerufen am 5. Juni 2018 von https://www.ncbi.nlm.nih.gov/pmc/articles/PMC4973523/

Bundesministerium für Gesundheit. (2017). *Drogen- und Suchtbericht.* (Die Drogenbeauftragte der Bundesregierung, Hrsg.) Abgerufen am 31. Mai 2018 von https://www.drogenbeauftragte.de/presse/pressekontakt-und-mitteilungen/2017/2017-3-quartal/drogen-und-suchtbericht-der-bundesregierung-2017.html

Bundesministerium für Gesundheit. (2017). *Gesundheitsziele.* Abgerufen am 30. Mai 2018 von https://www.bundesgesundheitsministerium.de/themen/gesundheitswesen/gesundheitsziele.html#c1358

Bundesministerium für Gesundheit. (2017). *Kurzbericht: BLIKK-Medien – Bewältigung, Lernverhalten, Intelligenz, Kompetenz und Kommunikation – Kinder und Jugendliche im Umgang mit elektronischen Medien.* Abgerufen am 11. April 2018 von https://https://www.bundesgesundheitsministerium.de/fileadmin/Dateien/5_Publikationen/Praevention/Berichte/Kurzbericht_BLIKK_Medien.pdf

Bundesministerium für Gesundheit. (2017). *Publikation BLIKK-Medien – Kinder und Jugendliche im Umgang mit elektronischen Medien.* Abgerufen am 30. Mai 2018 von https://www.bundesgesundheitsministerium.de/service/publikationen/praevention/details.html?bmg%5Bpubid%5D=3142

Bundeszentrale für gesundheitliche Aufklärung. (2015). *Kinder durch die Welt der Medien begleiten.* Abgerufen am 2. Juni 2018 von https://www.kindergesundheit-info.de/themen/medien/mediennutzung/medienerziehung/

Literaturverzeichnis

Bundeszentrale für gesundheitliche Aufklärung. (2016). *Handys & Smartphones: mobile Mini-Computer.* Abgerufen am 17. Juni 2018 von https://www.kindergesundheit-info.de/themen/medien/medienarten/smartphones/

Chang, H. Y., Park, E.-J., Yoo, H.-J., Lee, J. w., & Shin, Y. (2018). *Electronic Media Exposure and Use among Toddlers.* Abgerufen am 5. Juni 2018 von http://psychiatryinvestigation.org/journal/view.php?doi=10.30773/pi.20 17.11.30.2

Cho, K.-S., & Lee, J.-M. (2015). *Influence of smartphone addiction proneness of young children on problematic behaviors and emotional intelligence: Mediating self-assessment effects of parents using smartphones.* Abgerufen am 7. Juni 2018 von https://www.sciencedirect.com/science/article/pii/S0747563216306987?via%3Dihub

DEKRA e.V. (2017). *DEKRA zu Ablenkung am Steuer durch Smartphones.* Abgerufen am 2. Juni 2018 von https://www.dekra.de/de-de/dekra-zu-ablenkung-am-steuer-durch-smartphones/

Deutsches Institut für Vertrauen und Sicherheit im Internet. (2015). *DIVSI U9-Studie: Kinder in der digitalen Welt.* Abgerufen am 30. Mai 2018 von https://www.divsi.de/publikationen/studien/divsi-u9-studie-kinder-der-digitalen-welt/

Die Drogenbeauftragte der Bundesregierung. (2016). *Computerspiele- und Internetsucht.* Abgerufen am 6. Juni 2018 von https://www.drogenbeauftragte.de/themen/suchtstoffe-und-abhaengigkeiten/computerspielesucht-und-internetsucht/computerspiele-und-internetsucht.html

Die Drogenbeauftragte der Bundesregierung. (2018). *Pressemitteilung der Drogenbeauftragten der Bundesregierung vom 2. März 2018.* Abgerufen am 17. Juni 2018 von https://www.bundesgesundheitsministerium.de/fileadmin/dateien-dba/Drogenbeauftragte/4_Presse/1_Pressemitteilungen/2018/2018_I.Q/2018-03-02_BVKJ_Empfehlungen.pdf

Doug, B. (2016). *The reason steve jobs didn´t let his children use an ipad.* Abgerufen am 1. Juni 2018 von https://www.independent.co.uk/lifestyle/gadgets-and-tech/news/steve-jobs-apple-ipad-children-technology-birthday-a6893216.html

Erhart, M., Ottová-Jordan, V., & Ravens-Sieberer, U. (2014). Prävention und Gesundheitsförderung im Kindesalter. In K. Hurrelmann, T. Klotz, & J. Haisch (Hrsg.), *Lehrbuch - Prävention und Gesundheitsförderung* (S. 59-69). Bern: Hans Huber.

Feierabend, S., Plankenhorn, T., & Rathgeb, T. (2015). *miniKIM Studie.* (Medienpädagogischer Forschungsverbund Südwest, Hrsg.) Abgerufen am 10. Juni 2018 von https://www.mpfs.de/studien/?tab=tab-18-3

Feierabend, S., Plankenhorn, T., & Rathgeb, T. (Dezember 2017). *FIM-Studie.* (Medienpädagogischer Forschungsverbund Südwest, Hrsg.) Abgerufen am 11. April 2018 von http://www.mpfs.de/studien/fim-studie/2016/

Feirabend, S., Plankenhorn, T., & Rathgeb, T. (2015). *miniKIM-Studie.* (Medienpädagogischer Forschungsverbund Südwest, Hrsg.) Abgerufen am 31. Mai 2018 von https://www.mpfs.de/studien/?tab=tab-18-3

Gesellschaft für Versicherungswissenschaft und -gestaltung e. V. (2010). *Gesund aufwachsen: Lebenskompetenz, Bewegung, Ernährung.* Abgerufen am 30. Mai 2018 von http://gesundheitsziele.de/cgi-bin/render.cgi?__cms_page=nationale_gz/gesund_aufwachsen

gomobile media GmbH. (2018). *Bußgeldkatalog – Handy am Steuer.* Abgerufen am Mai 2018 von www.bussgeldkatalog.de/handy

Hwai, L. S. (2015). *Taiwan revises law to restrict amount of time children spend on electronic devices.* Abgerufen am 2. Juni 2018 von https://www.straitstimes.com/asia/east-asia/taiwan-revises-law-to-restrict-amount-of-time-children-spend-on-electronic-devices#xtor=CS1-10

JFF – Institut für Medienpädagogik in Forschung und Praxis. (2018). *www.jff.de.* Abgerufen am 11. April 2018 von www.jff.de: http://www.jff.de/jff/fileadmin/user_upload/Projekte_Material/mofam/JFF_MoFam_Bericht_der_Teilstudie_201802.pdf

Kabali, H., Irigoyen, M., Nunez-Davis, R., Budacki, J., Mohanty, S., Leister, K., & Bonner, R. (2015). *Exposure and Use of Mobile Media Devices by Young Children*. Abgerufen am 6. Juni 2018 von https://www.ncbi.nlm.nih.gov/pubmed/26527548

Kostyrka-Allchorne, K., Cooper, N. R., & Simpson, A. (2016). *Touchscreen generation: children's current media use, parental supervision methods and attitudes towards contemporary media*. Abgerufen am 5. Juni 2018 von https://onlinelibrary.wiley.com/doi/full/10.1111/apa.13707

McCloskey, M., Johnson, S. L., Benz, C., Thompson, D. A., Chamberlin, B., Clark, L., & Bellows, L. L. (2017). *Parent Perceptions of Mobile Device Use Among Preschool-Aged Children in Rural Head Start Centers*. Abgerufen am 5. Juni 2018 von https://www.jneb.org/article/S1499-4046(17)30139-2/abstract

Montag, C. (2018). *Homo Digitalis - Smartphones, soziale Netzwerke und das Gehirn* (Bd. essentials). Wiesbaden: Springer.

Nathanson, A. I., & Beyens, I. (2016). *The Relation Between Use of Mobile Electronic Devices and Bedtime Resistance, Sleep Duration, and Daytime Sleepiness Among Preschoolers*. Abgerufen am 5. Juni 2018 von https://www.ncbi.nlm.nih.gov/pubmed/27323239

National Center for Biotechnology Information, U.S. National Library of Medicine. (2018). *PubMed*. Abgerufen am 14. Juni 2018 von National Center for Biotechnology Information, U.S. National Library of Medicine

Quiller Media Inc. (2008). *Apple's App Store launches with more than 500 apps*. Abgerufen am 14. Juni 2018 von http://appleinsider.com/articles/08/07/10/apples_app_store_launches_with_more_than_500_apps

Radesky, J., Kistin, C., Gross, J., Block, G., Zuckerman, B., & Silverstein, M. (2016). *Parent Perspectives on Their Mobile Technology Use: The Excitement and Exhaustion of Parenting While Connected*. Abgerufen am 6. Juni 2018 von https://www.ncbi.nlm.nih.gov/pubmed/27802256

Radesky, J., Kistin, C., Zuckerman, B., Nitzberg, K., Gross, J., & Kaplan-Sanoff, M. (2014). *Patterns of mobile device use by caregivers and children during meals in fast food restaurants*. Abgerufen am 6. Juni 2018 von http://pediatrics.aappublications.org/content/133/4/e843.long

Radesky, J., Miller, A., Rosenblum, K., Appugliese, D., Kaciroti, N., & Lumeng, J. (2014). *Maternal mobile device use during a structured parent-child interaction task.* Abgerufen am 6. Juni 2018 von https://www.academicpedsjnl.net/article/S1876-2859(14)00338-6/fulltext

Robert Koch Institut. (2015). *Mediennutzung. Faktenblatt zu KiGGS Welle 1: Studie zur Gesundheit von Kindern und Jugendlichen in Deutschland – Erste Folgebefragung 2009 – 2012.* (Robert Koch Institut, Hrsg.) Berlin: RKI. Von http://www.rki.de/DE/Content/Gesundheitsmonitoring/Gesundheitsberichterstattung/GBEDownloadsF/KiGGS_W1/kiggs1_fakten_mediennutzung.pdf?__blob=publicationFile abgerufen

Robert Koch Institut. (18. März 2018). *https://www.kiggs-studie.de*, 1. Abgerufen am 11. April 2018 von https://www.kiggs-studie.de/ergebnisse/kiggs-welle-2.html

Robert Koch Institut. (2018). *KiGGS Welle 2: Ergebnisse im Journal of Health Monitoring.* Abgerufen am 19. Juni 2018 von https://www.kiggs-studie.de/ergebnisse/kiggs-welle-2/johm.html

Ryan, B. (2007). *Live from Macworld 2007: Steve Jobs keynote.* Abgerufen am 1. Juni 2018 von https://www.engadget.com/2007/01/09/live-from-macworld-2007-steve-jobs-keynote/?guccounter=1

Schobelt, F. (16. Oktober 2017). *Weltweite Smartphone-Verbreitung steigt 2018 auf 66 Prozent.* Abgerufen am 31. Mai 2018 von https://www.wuv.de/digital/weltweite_smartphone_verbreitung_steigt_2018_auf_66_prozent

Statista GmbH. (2017). *Statistiken zu Smartphones.* Abgerufen am 1. Juni 2018 von https://de.statista.com/themen/581/smartphones/

Tost, D. (2016). *Unfallrisiko „Smombie": Augsburg führt Boden-Ampeln für Smartphone-Nutzer ein.* Abgerufen am 30. Mai 2018 von https://www.businessinsider.de/unfallrisiko-smombie-augsburg-fuehrt-boden-ampeln-fuer-smartphone-nutzer-ein-2016-4

Universität Bonn. (2015). *Wie Handy`s zum digitalen Burnout führen.* Abgerufen am 17. Juni 2018 von https://www.uni-bonn.de/neues/195-2015

Wolf, C., Weiss, M., & Nino, G. (2018). *Children's Environmental Health in the Digital Era: Understanding Early Screen Exposure as a Preventable Risk Factor for Obesity and Sleep Disorders.* Abgerufen am 6. Juni 2018 von https://www.ncbi.nlm.nih.gov/pmc/articles/PMC5836000/

World Health Organisation. (2014). *Electromagnetic fields and public health: mobile phones.* Abgerufen am 2. Juni 2018 von http://www.who.int/en/news-room/fact-sheets/detail/electromagnetic-fields-and-public-health-mobile-phones

World Health Organisation. (2018). *Gaming disorder.* Abgerufen am 6. Juni 2018 von http://www.who.int/features/qa/gaming-disorder/en/